Rauch/Mayr
Milde Ableitungsdiät
Schnell und einfach

Die Autoren

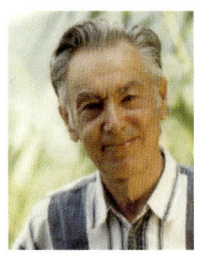

Medizinalrat Dr. Erich Rauch (1922–2003) war einer der bedeutendsten Mayr-Schüler, der die Therapiemethode weiterentwickelt und gelehrt hat. Er machte sie durch zahlreiche Ratgeberbücher einer breiten Leserschaft zugänglich. 1976 eröffnete Rauch als eines der ersten seiner Art das Gesundheitszentrum Golfhotel am Wörthersee, an dem er bis zu seinem Ruhestand als Chefarzt arbeitete und Tausende Patienten im Sinne der Mayr-Medizin behandelte. Daneben widmete er sich der Ausbildung von Mayr-Ärzten und reformierte die Gesellschaft der Mayr-Ärzte ganz entscheidend.

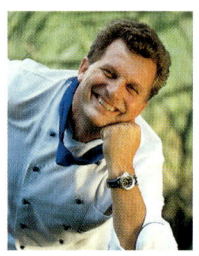

Peter Mayr war von 1976 bis 2003 Chefkoch im Gesundheitszentrum Golfhotel am Wörthersee und entwickelte mit Dr. Erich Rauch die Grundlagen der Milden Ableitungsdiät. Er ist Autor von über 20 Ernährungsbüchern. Peter Mayr ist Lehrbeauftragter und Prüfer der Wirtschaftskammer und betreibt die Kochschule Gustogenese. Als Erziehungsberater und Coach steht er sämtlichen Gesundheitsbetrieben und Kurhotels zur Verfügung. Peter Mayr ist Ehrenmitglied der internationalen Gesellschaft der Mayr-Ärzte.

Kontakt: www.petermayr.at
www.gustogenese.at
www.fxmayr.com

Dr. med. Erich Rauch
Peter Mayr

Milde Ableitungsdiät
für Beruf & Alltag

Schnell und einfach: Mit der Erfolgsmethode
abnehmen, den Darm entlasten und den
ganzen Körper straffen

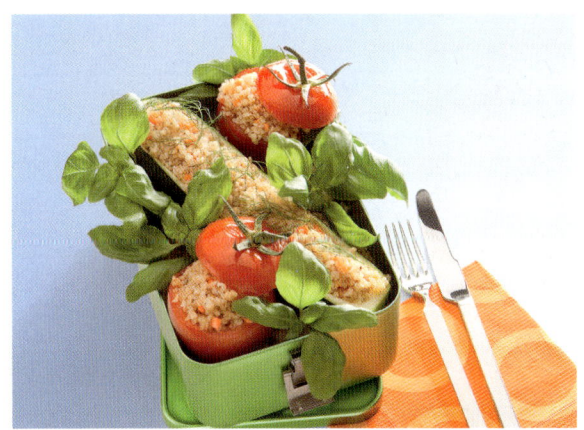

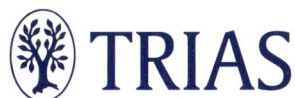

16

Die Milde Ableitungsdiät für Berufstätige

Sie haben einen stressigen Berufsalltag zu bewältigen? Auch dann – oder gerade deshalb – ist die Milde Ableitungsdiät genau das Richtige für Sie. Mit der Milden Ableitungsdiät schaffen Sie einen Ausgleich zum Alltagsstress und tun etwas für Ihr Wohlbefinden. Hier erfahren Sie, wie Sie Berufsalltag und Kur unter einen Hut bringen können – und erhalten wertvolle Tipps zur praktischen Umsetzung der Milden Ableitungsdiät.

Vorwort zur 3. Auflage

Mit Freude können wir auf die vielen positiven Erfahrungen blicken, die dieses Buch seit zehn Jahren den Patienten in der ambulanten Ernährungstherapie gebracht hat. Für all jene, welche die Milde Ableitungskur zu Hause neben Beruf und Haushalt durchgeführt haben, hat sich das Konzept »Schnell und einfach« bestens bewährt, da es sich für Interessierte leicht anwenden lässt.

Die Milde Ableitungsdiät ist die Basiskost für alle Menschen, die eine reizarme, fettarme und besonders leicht bekömmliche Ernährungsform benötigen. Man kann sie auch als leichte Vollkost bezeichnen, wie sie in der klassischen Diätetik als Heilkost für alle Magen-Darm-Beschwerden eingesetzt wird. Allerdings wird bei der Milden Ableitungsdiät differenzierter vorgegangen. So gibt es dazu eine spezielle Küchentechnik, bei der besonders auf den Erhalt der Inhaltsstoffe während der Zubereitung geachtet wird. Bei der Auswahl der Lebensmittel wird auf beste Qualität und Herkunft geachtet – für Sie sollte es das Beste sein!

Da die Milde Ableitungsdiät Schritt für Schritt aufgebaut wird, kann jeder die für ihn geeignete Stufe erfahren. Dabei wird auf die Monotonie geachtet – nicht nur um leichter auszuscheiden, sondern auch um die individuelle Verträglichkeit zu erkunden. Der Säure-Basen-Haushalt wird in der gesamten Kostzusammenstellung berücksichtigt. Der Weg der Milden Ableitungsdiät führt von der strengen Teefastenform mit diversen Zulagen bis hin zum Mittagsmenü als kulinarisches Highlight. Dabei bleibt das Frühstück gleich und auch das besonders leichte Abendessen. Die Milde Ableitungsdiät ist nicht als Dauerkost gedacht, sondern zeitlich beschränkt als ideale Schonkostform zum Entgiften, Entsäuern und Entschlacken. Auch wenn Sie einmal das Gefühl haben, überfordert zu sein, sollten Sie sich für die Milde Ableitungsdiät entscheiden. Eine Idee wäre, regelmäßig einmal pro Woche einen solchen Entlastungstag einzulegen, dadurch können Sie unnötige Verdauungsenergie einsparen und viel für Ihre Gesundheit tun.

Bei dem Konzept *Milde Ableitungsdiät: Schnell und einfach* geht es uns Ärzten einerseits um eine möglichst exakte Durchführung der Milden Ableitungskur und um das damit verbundene spürbare Wohlbefinden als Ausdruck der fortschreitenden Gesundung. Andererseits – und dies ist mindestens ebenso wichtig – erhoffen wir uns die erfolgreiche Umsetzung des Erlernten im Alltag, damit der nunmehr gute oder verbesserte Gesundheitszustand auf Dauer stabilisiert wird. Wir wissen nur allzu gut, dass in der heutigen, zunehmend schnelllebigen Zeit die bewusste Ernährungsweise nach einer Kur für manchen nach und nach an Bedeutung verliert und der Betreffende in sein altes Muster mit regelmäßiger Fehlernährung zurückfallen kann.

Mit diesem Buch soll der Gesundheitsinteressierte motiviert werden, sich mit der einfachen Umsetzung der Rezepte der Milden Ableitungsdiät in die Praxis zu beschäftigen. Damit die anschließende Ernährungsumstellung als Dauerkost oder Alltagskost ohne Verzicht auf Gaumenfreuden einhergeht, gibt es neuerdings ein Fortsetzungsbuch zur Milden Ableitungsdiät: *F. X. Mayr: Die gesunde Ernährung danach* (P. Mayr, Haug Verlag).

Wir wünschen Ihnen bei bester Gesundheit täglich Hunger und Appetit!

Dr. med. Florian Rauch, Peter Mayr

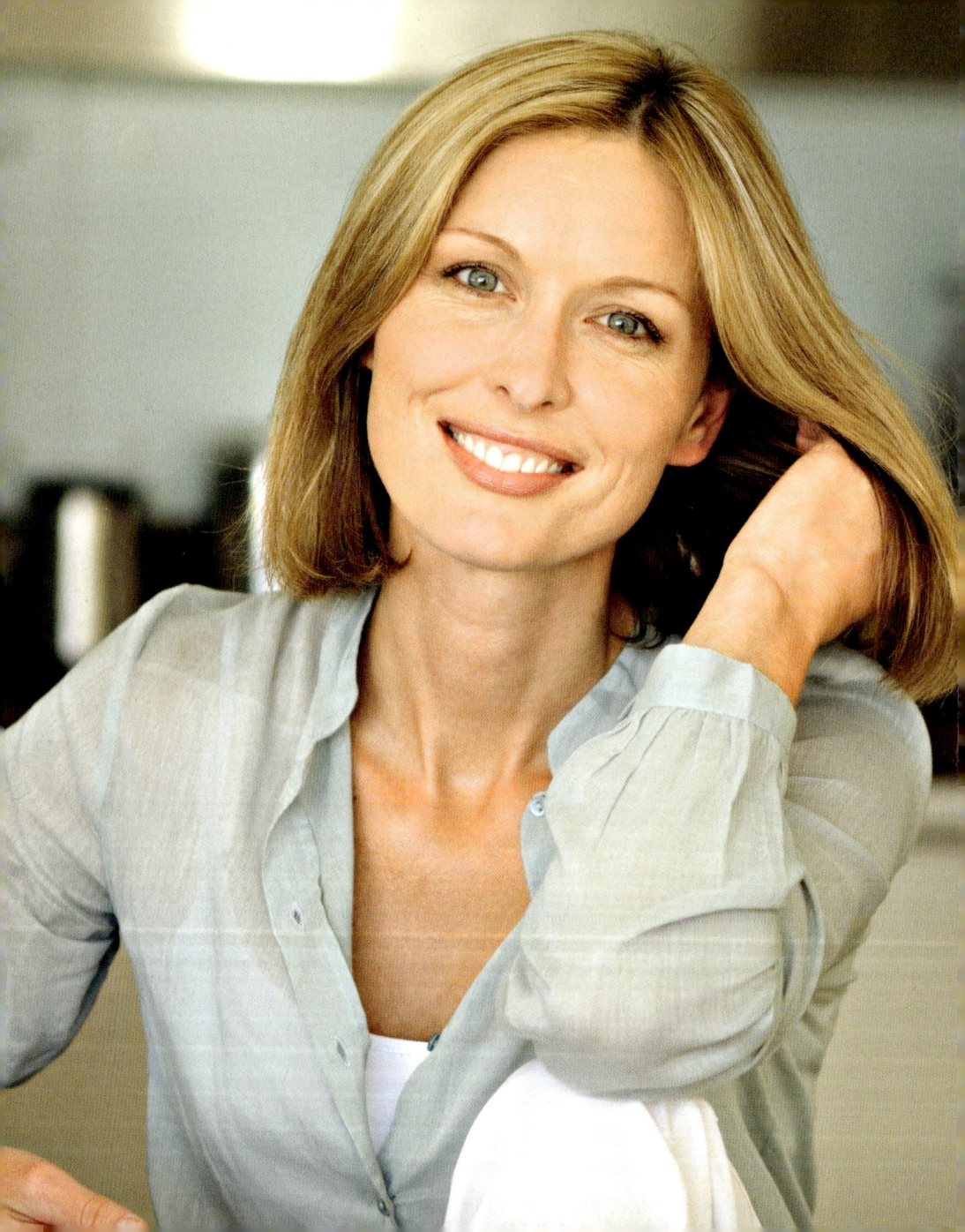

Die Milde Ableitungsdiät – Überblick

Die Milde Ableitungsdiät beruht auf den Grundsätzen der F.-X.-Mayr-Therapie. Die in diesem Buch vorgestellte schnelle und einfache Form der Milden Ableitungsdiät bietet einen idealen Einstieg in diese spezielle Kurform.

Die Milde Ableitungsdiät schnell und einfach – der ideale Einstieg

Seit über 35 Jahren hat sich die Milde Ableitungsdiät bei Millionen von F.-X.-Mayr-Freunden als hochwirksame und beliebte Heilkost bewährt. Ziel ist, die Vitalität und Gesundheit nachhaltig zu verbessern, indem Sie Ihren Organismus von Zeit zu Zeit reinigen, entschlacken und entgiften.

Gut zu wissen

Mit Recht wird gesagt: »Gesundheit ist ein Geschenk, das man sich selbst machen muss« und: »Gesundheit beginnt im Bauch«. Im Verlauf der Kostumstellung mit der Milden Ableitungsdiät werden Sie die Berechtigung dieses zweiten, eher ungewöhnlichen Satzes an sich selbst erfahren.

Der allgemeine Gesundheitszustand der meisten so genannten Wohlstandsbürger hat sich in den letzten Jahrzehnten verschlechtert. Das Leben in den Industrieländern wurde immer hektischer, der Stress immer größer und die Um-weltbelastung immer schlimmer. Burn-out und Metabolisches Syndrom (Bluthochdruck, Diabetes mellitus, Fettsucht) werden häufiger. Auch die schleichenden Zivilisationsleiden mit Lebensmittelunverträglichkeiten und Allergien haben sich enorm verbreitet. Die sogenannten Gesunden sind – genauer betrachtet – meist nur Scheingesunde, und die vielen Gebrechlichen und Kranken werden oft von mehreren Leiden gleichzeitig geplagt. Deswegen benötigt der durchschnittliche Wohlstandsbürger heute dringender als je zuvor eine innere Reinigung, Entgiftung und Entschlackung.

Wie ist die Milde Ableitungsdiät entstanden?

Durchgeführte Heilfastenkuren gehören zu den umfassendsten und bewährtesten Methoden zur Verbesserung der Gesamtgesundheit. Sie dienen der grundlegenden Erneuerung des Menschen und besonders seiner Gesundung aus dem Bauch heraus. Der österreichische Arzt Dr. Franz Xaver Mayr (1875–1965) hat dazu eine revolutionäre Kur geschaffen, mit der sich ebenso gute Ergebnisse erzielen lassen wie mit absolutem Fasten. Bei klassischen Mayr-Kuren treten jedoch häufig starke Entgiftungsreaktionen auf; daher müssen oft, vor allem bei Berufstätigen, noch mildere Kurformen empfohlen werden. Aus diesen Erfahrungen heraus haben die Verfasser eine sanftere Kur- und Diätform entwickelt: die Milde Ableitungsdiät, die im Folgenden auch mit MAD abgekürzt wird. Diese milde Ableitung führt – wenn auch etwas langsamer – zu den gleichen positiven Ergebnissen wie die klassische Mayr-Kur. Sie ist aber wesentlich ärmer an Entgiftungsreaktionen und lässt sich daher für die meisten Berufstätigen viel leichter durchführen.

Für wen ist die Milde Ableitungsdiät geeignet?

Die Milde Ableitungsdiät ist geschaffen für alle Menschen – von Klein bis Groß, von Jung bis Alt. Diese Ableitungsdiät geht bei der überwiegenden Mehrzahl aller Regenerationsbedürftigen, Stoffwechsel- und Risikobelasteten mit bald spürbarer Erleichterung, Entlastung und grundlegender Besserung einher. Sie dient aber auch allen noch gesunden, aber gestressten Personen zur Vorbeugung und für ein besseres Befinden und ebnet den Übergang in eine gesunde, neu orientierte Dauerkost (siehe dazu *F.X. Mayr: die gesunde Ernährung danach.* Peter Mayr, Haug Verlag).

Besonders wichtig ist die Milde Ableitungsdiät für Menschen, die im harten Berufsleben stehen und sich zu selten Urlaub gönnen oder gar eine Kur zugestehen. Deshalb sollten sie rechtzeitig etwas wirklich Gutes für ihre Gesundheit unternehmen, bevor sie von einem Herzinfarkt oder anderen schwerwie-

genden Erkrankungen heimgesucht werden. Wenn Sie die Kur zu zweit machen,
dann ist es noch interessanter, weil Sie
die positiv ersichtlichen Veränderungen
der Regeneration von innen und außen
gegenseitig beobachten und feststellen
können. Das wird Sie dazu animieren,
sich mehr mit der Ernährung auseinan-
derzusetzen.

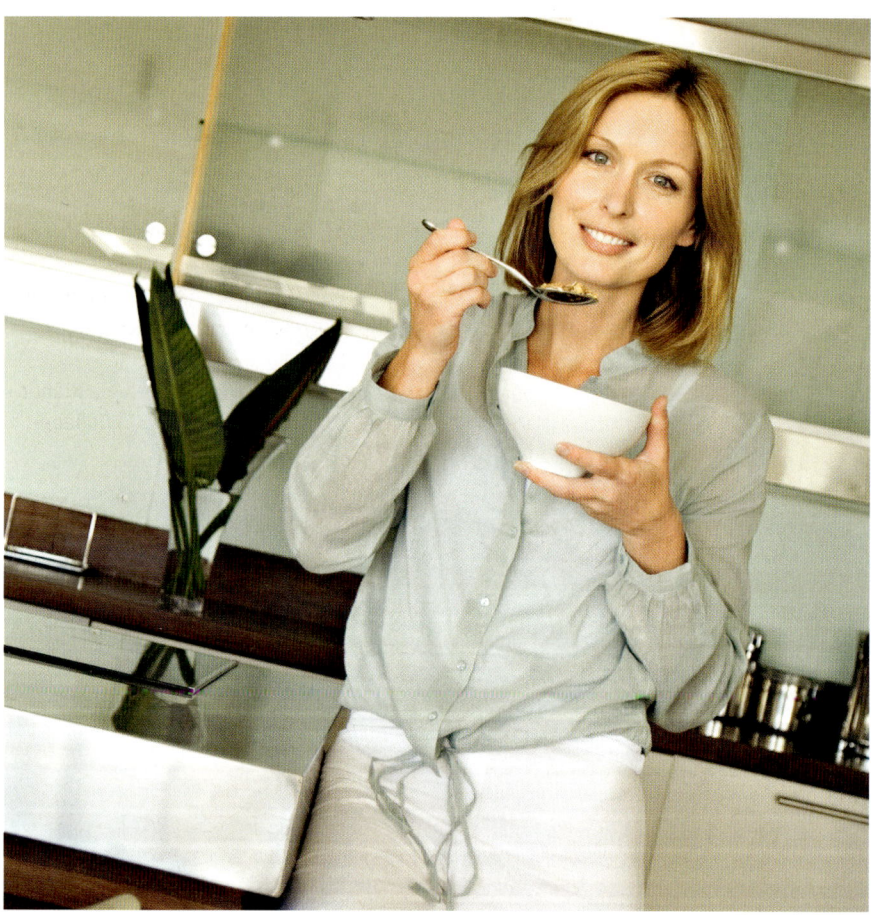

Brauchen Sie eine Ableitungskur?

Fühlen Sie sich seit einiger Zeit nicht mehr wohl? Leiden Sie an Beschwerden oder Krankheiten? Oder fühlen Sie sich relativ gesund und wollen nur »vorsorglich« Ihren Körper entgiften?

Mit dem folgenden Fragebogen können Sie sich selbst ein Bild machen, ob und wie sehr Sie eine Milde Ableitungskur benötigen. Kreuzen Sie an, welche Beschwerden Sie bei sich erkennen. Bereits ein Kreuz in einem der genannten Bereiche ist ein Hinweis darauf, dass Sie eine Milde Ableitungskur benötigen. Bei mehr als einem Kreuz ist sie sogar dringend erforderlich.

- ☐ Verdauungsstörungen aller Art wie Verstopfung, Durchfallneigung, Blähungen, Völlegefühl, Sodbrennen, Magenbeschwerden, Leber- und Gallebeschwerden

- ☐ Übergewicht und alle damit zusammenhängenden Risikofaktoren wie erhöhte Blut- und Leberwerte, Bluthochdruck, Herzbeschwerden

- ☐ Störungen des Bewegungs- und Halteapparates wie Wirbelsäulenbeschwerden, Probleme mit den Bandscheiben, Verspannungen, eingeschränkte Beweglichkeit, Nackenschmerzen, Kreuzschmerzen

- ☐ Stoffwechselstörungen wie Diabetes mellitus, Gicht, Fettstoffwechselstörungen, erhöhtes Cholesterin

- ☐ Asthma bronchiale

- ☐ Verschlackungszeichen wie Mund- und Körpergeruch, belegte Zunge, unreine Haut, Weichteilrheuma, Zellulitis, rheumatische Ablagerungsprozesse

- [ ] Störungen des Immunsystems wie Infektanfälligkeit und Regenerationsschwäche

- [ ] hormonelle Störungen wie Regelbeschwerden, Wechseljahresbeschwerden, Unfruchtbarkeit

- [ ] vegetative und psychosomatische Störungen wie Stimmungsschwankungen, Müdigkeit, Erschöpfungszustände, Leistungsabfall, Konzentrationsschwäche, Kopfschmerzen, Migräne

- [ ] vorzeitige Alterungsprozesse

- [ ] Alkohol-, Nikotin- und Medikamentenmissbrauch

Suchen Sie sich bitte einen Arzt, der sowohl schulmedizinisch als auch in der Diagnostik und Therapie nach F. X. Mayr ausgebildet ist. Er wird Ihnen eine Milde Ableitungskur verordnen, die Ihrem individuellen Gesundheitszustand entspricht. Seine begleitende Behandlung und Betreuung wird Ihnen den Weg zurück zu Wohlbefinden und Gesundheit weisen.

Was bewirkt die Milde Ableitungsdiät?

Als die mildeste Variante einer Heilfasten- und Diätkur im Sinne F. X. Mayrs sorgt die Milde Ableitungskur für Schonung, Entlastung und Regeneration aller Verdauungsorgane. Die Kost ist leicht verdaulich, reizarm und fettarm.

Schonung

Schonung ist notwendig und heilsam, weil beim heutigen Zivilisationsbürger die Verdauungsorgane, insbesondere der Darm, mehr oder weniger funktionsgeschwächt, oft degeneriert und durch die übliche Fehlernährung geschädigt sind. Eine Fehlernährung führt immer zu einer Fehlverdauung!

wichtig

Die folgende alte Erkenntnis macht deutlich, welche Heilwirkung die Milde Ableitungskur hat:

kranker Darm → krankes Blut → kranker Mensch

und umgekehrt:

gesünderer Darm → gesünderes Blut → gesünderer Mensch.

Die Schonung erfolgt durch die besonders leicht verdaulich zubereitete MAD sowie durch die spezielle Esskultur nach Mayr, die später noch beschrieben wird.

Reinigung

Außerdem dient die Ableitungskur der Reinigung und Entschlackung des üblicherweise an verschiedenen Stellen verunreinigten Darmkanals, in dem sich oft schon jahrelang Speise- und Kotreste mit zersetzenden Gärungs- und Fäulnisgiften eingelagert haben.

Die Säuberung erfolgt durch die tägliche Darmspülung mit Bitterwässern. Dabei kommt es meist zu missfarbigen Darmausscheidungen und zum Abgang übel riechender Schlacken. Verständlich, dass danach ein inneres Reinheits- und Befreiungsgefühl empfunden wird. Schließlich erwacht auch die ermüdete Selbstreinigungskraft des Darmes. Sie ist dann in der Lage, eine neuerliche Verschmutzung der Darminnenwände zu verhindern.

Schulung

Schließlich sorgt die Milde Ableitung auch für Schulung, Wiederertüchtigung und Training der Verdauungsorgane und des darin befindlichen Immunsystems. Alle diese Heilvorgänge verbessern insgesamt grundlegend die Gesundheit des gesamten Organismus.

Heilanzeigen der Milden Ableitungskur

An erster Stelle stehen Vorbeugung und Verhütung von Krankheiten und Leiden. Nach der Entgiftung, Entschlackung und Entsäuerung von Darm, Körpersäften und -geweben durch die Kur folgt eine Verbesserung der Gesamtgesundheit. Damit einher gehen eine Stärkung der Abwehrkraft und des Immunsystems sowie eine Verbesserung bis Heilung der verschiedensten Beschwerden, Zivilisationskrankheiten, Gebrechen und Leiden. Zu diesen zählen insbesondere:

- Beschwerden des Verdauungsapparates mit Lebensmittelunverträglichkeiten
- Übergewicht und alle damit zusammenhängenden Folgezustände und Risikofaktoren
- Wirbelsäulen- und Gelenkbeschwerden
- Stoffwechselstörungen
- rheumatische Erkrankungen
- Störungen des Immunsystems
- Erkrankungen des Herz-Kreislauf-Systems
- hormonelle Störungen
- vegetative und psychosomatische Störungen

Besonders geeignet für Berufstätige

Die bequemste Kur findet sicher in einem Gesundheitszentrum statt – mit all den zusätzlichen Anwendungen von Massage über Kosmetik bis zur Sportanimation. Dort ist man auch rundum ärztlich betreut. Doch nicht jeder kann sich das leisten oder hat die Zeit dazu. Es will auch nicht jeder seinen Urlaub oder gar Familienurlaub dafür hergeben.

Damit die Milde Ableitungskur auch für berufstätige Menschen möglich ist, gibt es nun die Milde Ableitungsdiät in einer schnellen und einfachen Variante. Sie ist aus kulinarischer Sicht so einfach zusammengestellt, dass auch für Ungeübte das Kochen zum Vergnügen wird. Vor allem, wenn Sie schon nach kurzer Zeit merken, dass es Ihnen mit dieser Verpflegung körperlich viel besser geht. Sie werden auch geistig leistungsfähiger, obwohl Sie weniger essen und für eine gewisse Zeit sogar ziemlich das Gleiche essen.

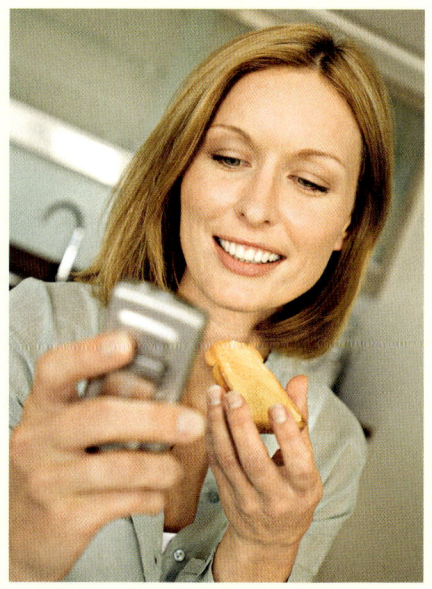

Kann ich während der Milden Ableitungsdiät arbeiten?

Sie können neben der Kur selbstverständlich arbeiten; Sie müssen das allerdings auch wollen. Es muss Ihnen klar sein, dass Sie diese Kur freiwillig für sich und Ihre

▲ Nehmen Sie sich trotz Arbeitsstress Zeit für eine Ernährungsumstellung!

Gesundheit tun und von niemandem dazu gezwungen werden. Lassen Sie sich auch von keinem Besserwisser dreinreden, wenn es Ihnen wirklich ernst damit ist. Versuchen Sie, in dieser Zeit große Einladungen zu vermeiden. Konzentrieren Sie sich ganz auf sich und Ihren Körper und lassen Sie sich nicht hetzen. Nehmen Sie sich zumindest einige Wochen Zeit. Dafür machen Sie die Kur nicht so streng, sondern nach den Richtlinien der Milden Ableitungsdiät, wie sie in diesem Buch stehen. Obwohl Sie weniger essen – weil Sie zugleich entschlacken und entgiften –, werden Ihre Kräfte sowohl körperlich als auch geistig wachsen. Mit weniger haben Sie plötzlich mehr!

Sie können alle Gerichte in diesem Buch ganz bequem zu Hause vorbereiten oder vorkochen und zur Arbeit mitnehmen. Zur Mahlzeit versuchen Sie dann, sich zurückzuziehen, damit Sie möglichst ungestört Ihr Essen einnehmen können. Wichtig ist, dass Sie immer ausreichend trinken. Im Büro stellen Sie sich daher einen schönen Glaskrug mit Wasser und einem großen Zweig Zitronenmelisse auf Ihren Arbeitsplatz, um das Trinken auf keinen Fall zu vergessen. Als warmes Getränk stehen Ihnen die vielen verschiedenen Kräutertees und Gemüsebrühen zur Auswahl (siehe Seite 36 und 77). Wenn Sie im Auto unterwegs sind, sollten Sie die Getränke in Thermoskannen oder Flaschen abfüllen.

Tipps für Menschen mit viel Stress und wenig Zeit

Immer wieder hören wir: »Dazu hab ich keine Zeit!« Es gibt ein Sprichwort, das hier passend scheint: »Wer keine Zeit hat für seine Gesundheit, wird bald Zeit haben müssen für seine Krankheit.« Oder ein weiteres Sprichwort: »Zuerst laufen die Menschen mit ihrer Gesundheit dem Geld nach und dann mit dem Geld der Gesundheit.« Oft ist es dann schon zu spät. Daher – kümmern Sie sich früh genug um die Gesundheit, die jeden Tag mit Essen und Wohlfühlen zusammenhängt. Bei guter Wahl mit Wohlbefinden, bei schlechter Wahl mit dem Gegenteil. Davon hängt schließlich auch die Arbeitsleistung ab. Man hört auch: »Ein voller Bauch studiert nicht gern.« Daher ist gerade bei sitzender Berufstätigkeit besonders auf leichtere Kost zu achten, wie sie in den Rezepten der MAD durchgehend dargestellt wird. F. X. Mayr sagte: »Was der Schmid verträgt, zerreißt den Schneider.«, und meinte damit das Gleiche. Für wichtige Dinge muss man sich einfach Zeit nehmen, und dazu gehört das dreimal tägliche Essen. Das soll zelebriert und genossen werden. Nicht jeder kann das – aber jeder kann das lernen. Aus diesem Essen erst gewinnen wir die nötige Energie, die wir zum Leben und Arbeiten brauchen. Um aber den inzwischen verschlackten Feinstoffwechsel wieder zu wecken, müssen wir alle zwischendurch unsere Körper reinigen und entgiften, wie wir es auch bei unseren Wassersieben und Geräten mit Entkalkern machen. So haben es uns alle Völker vorgemacht. Innere Reinigung des Körpers ist die Grundlage für eine Ernährungsumstellung und neuen Energieaufbau. Viele kleine Probleme verschwinden dann von selbst; einiges wird plötzlich einfacher, wird auch klarer und begreiflicher. Daher machen Sie es, pflegen Sie die Esskultur nach Mayr (siehe Seite 29) und verlieren Sie sich nicht in Ausreden wie: »Ich bin gestresst und habe keine Zeit!«

Wie sind die Rezepte arbeitsplatzverträglich?

Grundsätzlich sind alle Rezepte so leicht verdaulich, dass Sie – im Gegensatz zur Normalkost – nicht fürchten müssen, dass etwas im Magen drückt, Völlegefühl verbreitet oder gar Blähungen und Aufstoßen verursacht. All das kann bei den Rezepten der MAD nicht passieren.

Besonders einfach ist die Durchführung der MAD, wenn Sie in einem Büro arbeiten, wo Sie im Normalfall auch eine kleine Kochgelegenheit vorfinden. Ist es nicht so, dann reicht auch eine Kochplatte zum Warmmachen der Gerichte. Für berufstätige Vertreter sieht es etwas anders aus. Sie können die Gerichte mitnehmen und zu Mittag das Essen in einem Restaurant einnehmen, in dem Sie auch sonst essen. Bitten Sie den Koch, Ihnen das Diätgericht warm zu machen. Dafür bestellen Sie den Kräutertee vom Haus. Erklären Sie, dass es nur vorübergehend so ist, dann wird Sie niemand abweisen. Für Beamte ist die Situation meist wie für Büroangestellte: Es gibt sicher eine Kochecke an Ihrem Arbeitsplatz. Bauarbeiter haben es etwas schwerer, aber zumeist gibt es auch dort eine kleine Kochgelegenheit oder eine Kantine, wo Sie jemanden bitten, Ihr Essen warm zu machen. Das gilt ohnedies immer nur für das Mittagessen der MAD und ist zeitlich begrenzt. Vielleicht finden Sie auch noch andere Möglichkeiten – Sie müssen es nur wollen und tun es für Ihre Gesundheit, damit Sie noch lange fit und leistungsfähig bleiben.

Aufbau der Milden Ableitungsdiät

Die Milde Ableitungsdiät ist in drei Stufen gegliedert. Die erste Stufe, die MAD I, besteht aus Speisen, die besonders leicht verdaulich sind. Je besser Sie kauen, desto wirksamer sind die Gerichte und desto länger hält die Sättigung an. Die Dauer der MAD I ist naturgemäß individuell verschieden. Sie hängt von Gesundheitszustand, Kurverlauf und den Bedürfnissen des Kurenden ab. Während im Schnitt zwei Wochen MAD I schon ausreichen können, werden bei gesundheitlich schwieriger gelagerten Fällen und bei allen Übergewichtigen, Risiko-

patienten und anderen gerne längere Zeiten in Anspruch genommen.

Die danach folgenden Stufen MAD II und III fordern die Verdauungsleistung stufenweise mehr und mehr. Beide Stufen werden jeweils ein bis zwei Wochen lang durchgeführt. Bei auftauchenden Beschwerden oder Unverträglichkeiten kehren Sie wieder für ein paar Tage zur vorhergehenden Stufe der MAD zurück, danach tasten Sie sich wieder weiter vor. Sie müssen sich wohl dabei fühlen.

SO WIRD'S GEMACHT

Wie lange kuren?

Für die ambulante Milde Ableitungskur sollte – je nach Gesundheitszustand – eine etwas längere Dauer von etwa 4–5 (bis zu 6 oder mehr) Wochen eingeplant werden. Im Laufe der Zeit fällt die Kur immer leichter, sodass es den meisten Teilnehmern auf 2–3 Wochen mehr oder weniger gar nicht mehr ankommt.

Die optimale Dauer der Gesamtkur ist nur individuell zu bestimmen. Je besser der Gesundheitszustand vor Kurbeginn,

desto rascher kommt der Kurerfolg; je schlechter der Anfangszustand, desto mehr Geduld ist nötig. Im Allgemeinen gilt die Regel: Je strenger die Diät, desto intensiver und schneller laufen Reinigungs- und Entschlackungsvorgänge ab. Heilende Regenerationen benötigen jedoch immer eine Mindestdauer von drei Wochen. Der »innere« Arzt des Menschen lässt sich nicht zeitlich bedrängen.

Der MAD III kommt eine Sonderrolle zu, da sie bereits einen behutsamen Übergang – oder eine Vorstufe – zu einer gesunden Dauerkost nach dem Säure-Basen-Prinzip darstellt. Sie ist für den Dauererfolg der Kur von tragender Bedeutung. Oft kann schon während der MAD III ein langsamer Übergang in eine neu orientierte, gesunde Ernährungsweise gestaltet werden. Man geht nach der inzwischen schon gewohnten und lieb gewonnenen MAD III in eine gesunde Dauerkost über (siehe dazu *F. X. Mayr: die gesunde Ernährung danach.* P. Mayr, Haug Verlag).

wichtig

Das Langzeitziel aller Fasten- und Ableitungskuren ist nicht nur die bestmögliche Entschlackung und Regeneration des Menschen, sondern auch der Übergang in eine gesündere, neu orientierte Ernährungsweise.

Der Rückfall in den »alten Schlendrian«, der zuvor schon die Gesundheit mehr oder weniger belastet bis untergraben hat, soll vermieden werden. Stattdessen besteht die Aufgabe darin, die künftige Speisenauswahl, die Küchentechnik, die Kostzusammenstellung nach dem Säure-Basen-Prinzip und die gesamte Ernährungsweise gezielt gesundheitsfördernd zu gestalten.

Die Mehrzahl der Kurenden wiederholt dann gerne nach ein bis zwei Jahren diese Kur, einfach weil sie so gut getan, mehr Wohlbefinden, Lebensfreude und Schaffenskraft gebracht hat und weil sie wissen, dass man auf dem bisher Erreichten weiter aufbauen kann und die Wiederholung leichter ist als die Kur-»Premiere«.

Im Rezeptteil finden Sie zahlreiche Basisrezepte wie Brotaufstriche, Öl-Quark-Speisen, pürierte Gemüse-Basensuppen, die wichtigsten Getreidegerichte, Kartoffel-, Mais-, Reis- und viele einfache Gemüsegerichte sowie Fisch- und Fleischspeisen und anderes mehr. Diese Grundrezepte beginnen mit der MAD Stufe I. Jedes dieser Rezepte kann entsprechend der nächsten Stufe II und III geringfügig abgeändert werden. Trotzdem bleiben die Basisrezepte im Sinne der Monotonie immer auf der gleichen Grundlage. Diese Variationen sind systematisch nach den ihnen entsprechenden MAD-Stufen aufgebaut und entsprechend gekennzeichnet.

Die MAD besteht aus natürlichen, heimischen Lebensmitteln und entspricht den Bedürfnissen unserer Zeit. Sie wird ohne Chemie, Glutamat und Geschmacksverstärker hergestellt und sorgt dafür, dass die Wertstoffe der Lebensmittel ausrei-

Ihr regelmäßiges Tagesprogramm während der Kur

Hier finden Sie das Wichtigste für die Ableitungskur. So kann Ihr Tagesablauf während der Kur aussehen:

- Darmreinigung: Nehmen Sie morgens nüchtern ¼ Liter warmes Wasser mit einem gestrichenen Teelöffel Bittersalz und 1 Teelöffel Basenpulver ein.
- Machen Sie anschließend Bewegungsübungen und duschen Sie danach heiß und auch kurz kalt.
- Nehmen Sie frühestens ½–¾ Stunde nach Trinken des Bittersalzes das Frühstück der MAD ein. Trainieren Sie dabei die Esskultur (siehe Seite 29).
- Falls möglich, machen Sie vor dem Mittagessen eine Entspannungspause. Noch besser: Legen Sie sich mit einer heißen Wärmflasche auf dem Bauch eine halbe Stunde (oder auch länger) hin.
- Nehmen Sie das Ihnen empfohlene Mittagessen der MAD erst fünf Stunden nach dem Frühstück ein. Denken Sie dabei wieder an die Esskultur!
- Abends nur den empfohlenen Kräutertee (evtl. mit einem Teelöffel Honig und etwas Orangensaft) löffelweise (!) einnehmen. Dazu bei Bedarf eine Kursemmel oder einen Dinkelfladen »zelebrieren«.

Das trinken Sie während der Kur

Tagsüber sollten je nach Körpergewicht 2–4 Liter gutes Trinkwasser, stilles Mineralwasser und dünn gebrühter Kräutertee (siehe Seite 36) getrunken werden – zur Ausleitung der Giftstoffe über Nieren und Haut.

Zusätzliche Maßnahmen

- früh schlafen gehen
- feuchte Wärme auf dem Bauch beim Schlafen (Wärmflasche)
- Wechselduschen vor dem Schlafengehen: warm und kalt zweimal im Wechsel; warm beginnen, kalt enden
- Vermeidung von Stress aller Art

Achtung – streng verboten!

- Zucker und Süßigkeiten
- Rohkost
- Alkohol, Nikotin, Bohnenkaffee
- schwer verdauliche Speisen
- Schweinefleisch sowie -produkte
- grobes Brot, frische Brote
- Medikamente – außer die vom Arzt erlaubten.

chend erhalten bleiben. Nach dem Einkauf der wertvollen Lebensmittel wird eine klar vereinfachte Küchentechnik angewendet, die sozusagen das kleine Einmaleins für eine neue Küchenpraxis mit maximaler Werterhaltung der Inhaltsstoffe darstellt. Zum Zubereiten reichen eine Kochplatte und ein Kochtopf oder eine Wokpfanne.

Das Erlernen der einfachen Küchentechnik der Milden Ableitungsdiät zusammen mit den dargestellten Richtlinien liefert eine solide Basis für eine dauerhafte Ernährungsumstellung. Beides hilft, das Ernährungsgeschehen – vom bewussten Einkauf über eine werterhaltende Küchenpraxis bis hin zur Ausscheidung am »stillen Örtchen« – im Sinne echter Gesundheitspflege optimal zu gestalten.

Richtlinien für die Milde Ableitungsdiät

Die erste und wichtigste Richtlinie heißt: Schonung und Entlastung der Verdauungsorgane. Je weniger Sie Ihre Verdauungsorgane während dieser Kur belasten, desto eher können sich diese erholen, Kraft gewinnen und gesunden. Sie werden sich dann Schritt für Schritt von abgelagerten Schadstoffen und giftigen Rückständen befreien und Ihren Organismus sanft und heilsam erneuern. Hierbei helfen Ihnen die folgenden grundsätzlichen Richtlinien unserer Milden Ableitungsdiät:

Jede von Ihnen eingenommene Mahlzeit wirkt umso verdauungsschonender, bekömmlicher und heilsamer,

- je einfacher Sie den Kostplan erstellen. Die einfachste Speisenauswahl ist in der ersten Zeit der Kur die günstigste;
- je verträglicher, d. h. je leichter verdaulich die von Ihnen ausgewählten Lebensmittel sind;
- je ungemischter Sie auftischen. Mehrere verschiedene Nahrungsmittel in einer Mahlzeit sind schwerer verdaulich als eines allein;
- je genauer Sie sich bei der Zubereitung an die empfohlene Küchentechnik und an die Kochrezepte der MAD halten. Beachten Sie bitte: Die Verdauung beginnt schon in der Küche;
- je gründlicher Sie jeden Bissen in der Mundhöhle »vorverdauen«. Dazu ge-

23

hört die später beschriebene »Esskultur nach Mayr« (siehe Seite 29). Der Kurerfolg hängt weitgehend vom Training des Kauens, Zermahlens und Einspeichelns jedes Bissens ab;

- je bescheidener Sie sich in der Menge der Nahrungszufuhr verhalten. Jedes Zuviel an zugeführter Kost belastet die Verdauungsorgane. Es beweist auch, dass Sie die Esskultur nach Mayr noch nicht sorgfältig genug durchführen.

Nur wer es richtig macht, wird rechtzeitig und lang anhaltend satt. Er kann dann weder zu viel noch zu oft essen.

Je besser Sie die Verträglichkeit jeder Speise beachten lernen – die Esskultur nach Mayr immer vorausgesetzt –, desto eher lernen Sie Ihre persönliche Heildiät und deren langsame Erweiterung kennen.

WISSEN

Achten Sie auf sich

Was zu angenehmer Leichtigkeit und zu Wohlbefinden nach dem Essen führt, das ist für Sie besonders geeignet. Was hingegen Müdigkeit, Schwere- und Völlegefühl zur Folge hat oder was Luftaufstoßen, Blähungen und andere Unannehmlichkeiten mit sich bringt, das sollte – zumindest vorerst – total gemieden werden. Während der Kur können Sie die Signale aus dem Bauch gut kennen lernen, was dann nach der Kur für Ihre Dauerernährung sehr wertvoll ist.

- Zwischenmahlzeiten und Naschereien – auch die kleinsten Bissen – stören die ablaufenden Regenerationsvorgänge. Sie sind völlig zu meiden.
- Da abends die Verdauungssäfte weitgehend ruhen, darf abends nur ein Heilkräutertee und bei Bedarf eine Kursemmel oder ein Fladen (siehe Seite 64) – richtig gekaut – eingenommen werden. Hier gilt die fernöstliche Weisheit: »Das Abendessen schenke deinem Feind!«

Je besser Sie diese und die küchentechnischen Richtlinien beachten, desto rascher werden Sie sich wohler, unbeschwerter und gesünder fühlen.

Was tun bei Hunger?

Zunächst muss man unterscheiden zwischen Hunger und dem Verlangen des verwöhnten Gaumens nach besonderen Gaumenfreuden. Dieser falsche Hunger – oder »Gusto« – verdient allerdings eine »strenge Hand«, denn gerade während einer die Ernährungsweise ordnenden Kur darf der Bauch nicht der »Chef« über den Menschen sein; hier hat der Mensch endlich die heilsame Gelegenheit, sich selbst als Chef über seinen Bauch zu beweisen. Sogar beim strengen Fasten heißt es: »Wer hungert, der fastet nicht – und wer richtig fastet, hungert nicht.« Wer den freiwilligen Entschluss zum Fasten getroffen hat, wird während des Fastens kein Hungergefühl wahrnehmen. Wer aber nur halbherzig versucht zu fasten, der wird Probleme bekommen. Die persönliche Einstellung entscheidet (siehe auch Seite 45).

Erfahrungsgemäß kann zu Beginn der Milden Ableitungskur tagsüber gelegentlich ein Hungergefühl auftreten. Beachten Sie dann die folgenden Tipps zur »ersten Hilfe«:

Reichlich heißen Kräutertee oder Wasser trinken – oft wird damit das Hungergefühl gestillt. Wenn nicht, dann eine Kursemmel oder einen Kurfladen (Rezept Seite 64) in kleinen Stücken verzehren und dabei langsam und gründlich kauen. Wenn beides nicht genügt, dann leidet man nicht an Hunger, sondern an einem gänzlich verwöhnten Gaumen. Hier ist dann nur Strenge mit sich selbst hilfreich und heilsam! Bei Hungergefühl außerhalb der Mahlzeiten sollte man sich außerdem fragen, ob man die letzte Mahlzeit wirklich im Sinne der »Esskultur nach Mayr« (siehe Seite 29) verzehrt hat. Höchstwahrscheinlich ist das dann nicht

▼ Viel trinken hilft gegen das aufkommende Hungergefühl.

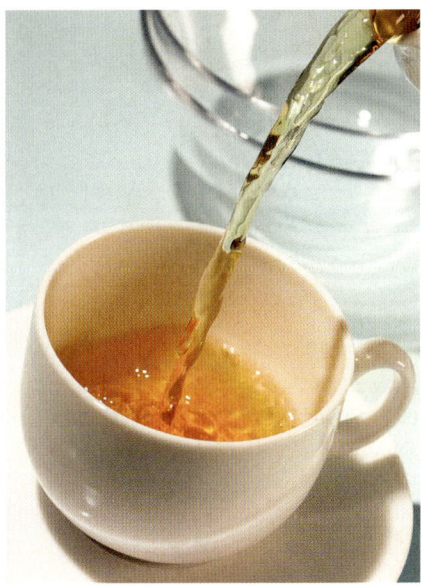

der Fall, da diese Esskultur eine lang anhaltende Sättigung verschafft.

Der für den Abend empfohlene Kräutertee mit etwas Honig sollte während der Kur immer löffelweise eingenommen werden. Auf diese Weise verschafft er ein leichtes Sättigungsgefühl. Wird der Tee schnell getrunken, ist er dagegen appetitanregend. Auch die dazu empfohlene Kursemmel oder der Fladen führt zu leichter Sättigung. Der Schlaf wird dann nicht durch einen überfüllten Magen gestört.

Diese Nahrungsmittel sind bei der Milden Ableitungsdiät tabu!

Rohkost in jeder Form. Obst, Gemüse, Obstkonserven, Kompott, Fruchtsäfte, rohes Gemüse und Säfte, alle Salate. Es besteht die Gefahr von Gärungsprozessen mit Gärgiftbildung. Dadurch werden die Heilvorgänge gestört oder sogar verhindert.

Zellulosereiche Kost. Dunkle Brote, Vollkornbrote, frische Brote, Vollkorngerichte, schwer verdauliches Gemüse wie Kraut, Hülsenfrüchte, Zwiebeln, Lauch, Knoblauch. Alle faserstoffhaltigen Lebensmittel üben auf die sich in der Kur erneuernden Schleimhäute einen kratzend-verletzenden Effekt aus, der zu Schmerzen führen kann. Die Zellregeneration wird behindert.

Fettreiche Speisen. Schweinefleisch und -produkte, Würste, Mehlschwitze, Gebackenes, gehärtete raffinierte Fette und Öle sowie Mayonnaise belasten Leber und Galle. Alle Fehler der Diät wirken in der Kur um ein Vielfaches stärker und können so leicht zu Gallenkoliken führen. Ab MAD II sind jedoch beste hochwertige, kalt gepresste Pflanzenöle und Butter in bescheidenen Mengen erlaubt.

Zucker und Süßigkeiten in jeder Form. Zucker, auch brauner Zucker, Fruchtzucker, Konditorwaren und Süßigkeiten wirken gärungsfördernd im Darm. Gärung bedeutet Bildung von Säuren und Fuselalkoholen. Sie belasten den Stoffwechsel und die Leber. Erlaubt sind 1–2 Teelöffel Honig im Abendtee (falls gut vertragen).

Bohnenkaffee, Cola, Limonade, Alkohol. Die genannten, aber auch koffeinfreier Kaffee sowie alle industriell hergestellten Getränke belasten Leber, Magen und Nieren; zudem führen sie zu Säurebelastung. Empfohlen werden gutes Trinkwasser, stille Mineralwässer, milde Kräutertees, Gemüsebrühe und zwischendurch Getreide-Malzkaffee.

Das sollten Sie vermeiden

Übermüdung, Überforderung und Stressbelastung. Da es sich um eine Schonkur handelt, sollte der Tagesablauf möglichst schonend und nicht anstrengend sein.

Spätes Schlafengehen. Der Schlaf vor Mitternacht ist der erholsamste. Daher möglichst früh zu Bett gehen.

Medikamente. Beraten Sie sich mit dem Mayr-Arzt, auf welche Medikamente während der Kur verzichtet werden kann. Geeignete Homöopathika können den Kurverlauf unterstützen, dies ebenfalls mit dem Arzt besprechen. Medikamente wie die »Pille« sollen nur in mehrstündigem Abstand zur Bittersalz-Einnahme zugeführt werden, da sie sonst nicht mehr verlässlich wirken.

Nikotin. Während einer Entgiftungskur wie der Ableitungskur sollten Sie nicht rauchen. Jetzt schmecken Zigaretten viel weniger und erzeugen oft sogar Ekel. Nutzen Sie die Chance zur Entwöhnung, sie fällt während der Kur viel leichter. Wenn Ihnen das nicht gelingt, rauchen Sie weniger und verwenden eine mildere Marke. Auf alle Fälle sollten Sie mit Ihrem Mayr-Arzt darüber sprechen, er kann Ihnen vielleicht zusätzliche Hilfen geben.

Ist die Kombination mit Kurmaßnahmen immer nötig?

Verständlicherweise haben manche Leser das Bedürfnis, lediglich die Kochrezepte der MAD kennenzulernen und auszuprobieren. Dadurch kommt man mit mehr Genuss auf längere Zeit auch ans Ziel. Die meisten Menschen, die sich eine Weile mit der MAD verköstigen, werden bald bemerken, dass sie sich wesentlich wohler und freier fühlen, weil diese Kost zu einer langsamen Entgiftung und Entschlackung mit gleichzeitiger Gewichtsreduktion führt. In vielen Fällen ist es jedoch vorteilhaft, die MAD von Anfang an mit den natürlichen, einfachen Kurmöglichkeiten zu kombinieren. Dadurch kommt es zur vollen Heilwirkung der Diät, zur zusätzlich verbesserten inneren Reinigung und zu den erfreulichen Regenerationswirkungen an Körper und Seele.

Die Ableitungsdiät dient der wohltuenden Aus- und Ableitung des Abgelagerten, Verbrauchten, Überalterten und Schadhaften aus dem Körper. Sie ist keine Dauerkost, sondern eine reinigende Heildiät, deren beste Wirkung durch die Kombination mit natürlichen Kurmaßnahmen zustande kommt.

Milde Ableitung – die Kurmaßnahmen

Genauso wichtig wie die Diät sind die Kurmaßnahmen. Sie sind wesentlicher Bestandteil der Milden Ableitungsdiät. Die milde Entschlackung ist der erste Schritt in ein gesundes Leben.

Die Heilprinzipien der Milden Ableitungskur stammen von den Fasten- und klassischen Mayr-Kuren ab. Diese hat man mit Recht als »königlichen Heilweg« und als »Operation ohne Messer« bezeichnet. Solche Begriffe kamen durch

WISSEN

Kurfortschritte – Erfahrungen von Patienten

Die Erfahrungen aus der ärztlichen Praxis zeigen, dass vielen Patienten die Kostzubereitung und Kurdurchführung der Milden Ableitung ganz leicht, »wie ein Kinderspiel«, gelingt. Schon nach wenigen Tagen empfinden sie ein Befreiungs-, Erleichterungs- und Wohlgefühl. Sie stellen erfreut einen kleineren Bauch und straffere Haut bei sich fest und können im Sinne von Coué, dem genialen Begründer der bewussten Autosuggestion, mit Begeisterung sagen: »Es geht mir mit jedem Tag, in jeder Hinsicht, immer besser und besser!« Bei anderen Patienten gelingt wohl auch die neue Küchenführung ohne Probleme, aber ihr Kurfortschritt verläuft viel langsamer. Das hängt in erster Linie damit zusammen, dass sie schon von Anfang an mit einem erheblichen Gesundheitsdefizit und einer herabgesetzten Reaktionsfähigkeit ihres Organismus gestartet sind. Sie brauchen daher eine längere Anlaufzeit und mehr Geduld. Gerade für sie ist die ärztliche Beratung wichtig, ebenso eine möglichst gewissenhafte Kurdurchführung mit Beachten der Kurmaßnahmen, insbesondere der Ableitung.

die oft als wunderbar gelobten Heilerfolge zustande.

Aber jedes besonders stark wirkende Heilmittel – und dazu gehört auch die Milde Ableitungskur – kann bei fehlerhaftem Gebrauch und bei Anwendung an dafür ungeeigneten Personen mehr schaden als nützen. Daher ist zur Durchführung der Milden Ableitungskur eine ärztliche Beratung notwendig! Der Mayr-Arzt hat eine Spezialausbildung in Diagnostik und Therapie nach Mayr erhalten und mehrere Mayr- und Ableitungskuren am eigenen Leib durchgeführt. Deshalb beherrscht er die Methode und kann Sie

individuell beraten, ob Sie eine intensivere oder mildere Kurform brauchen. Eine Adresse, unter der Sie eine Liste von ausgebildeten Mayr-Ärzten erhalten, finden Sie im Anhang.

Folgende Faktoren fließen in die Gesundheitsdiagnostik nach Mayr ein: Hautvitalität, Haltungsart, Bauchform, Verdauungsbefund, Verschlackungsgrad, humoraldiagnostische Zeichen, Herz-Kreislauf-Zustand und anderes mehr. Sehr oft finden sich objektive Hinweise für Krankheitsvorstufen und bislang unbeachtete Schädigungszeichen. Eine Hilfe zur Selbstdiagnose finden Sie auf Seite 31.

Die Esskultur nach Mayr

Richtiges Essen verbessert die Funktion der Speicheldrüsen und aller anderen Verdauungsdrüsen. Außerdem verhindert sie, dass zu viel gegessen wird. Das richtige Essverhalten ist das A und O der Gesundheit. Für den Erfolg Ihrer Kur ist das Wiedererlernen und Üben dieses richtigen Essens wichtig. Wenn Sie die folgenden Punkte auch nach der Kur weiterhin beherzigen, legen Sie damit den wichtigsten Grundstein für eine gesunde Zukunft.

- Nehmen Sie sich im Rahmen Ihrer Möglichkeiten genügend Zeit für Ihr Frühstück und Ihr Mittagessen.
- Nehmen Sie immer nur sehr kleine Bissen in den Mund. Kauen Sie und speicheln Sie jeden Bissen so lange ein, bis dessen Oberfläche so vergrößert ist, dass sie eine hundertfache Angriffsfläche für Ihre Verdauungssäfte bietet. Jeder Bissen soll so mithilfe des Speichels im Mund in eine Suppe umgewandelt werden. Mayr nannte das – nach dem bei Bergbauern früher

üblichen Begriff – »süppeln«, also »in Suppe verwandeln«.

Nicht ohne Grund heißt es: »Gut gekaut ist halb verdaut!« Zählen Sie einfach Ihre Kauakte pro Bissen. Durch konsequentes dreißig- bis fünfzigmaliges Kauen ertüchtigen Sie Ihre Verdauungsorgane. Der Erfolg ist Ihnen sicher!

Der berühmte Horace Fletcher war schwer krank und konnte allein mit gutem Kauen alle seine Leiden völlig auskurieren. Dabei hat er jeden Bissen mit eiserner Disziplin fünfzig- bis hundertmal (!) durchgekaut und »versüppelt«.

Die Esskultur nach Mayr verschafft Ihnen eine lang anhaltende Sättigung. Wenn Sie dennoch außerhalb der Essenszeiten ein echtes Hungergefühl verspüren – nicht den »Gusto« des verwöhnten Gaumens nach Abwechslung –, dann sollten Sie überprüfen, ob Sie die Esskultur wirklich richtig anwenden.

Die im Rezeptteil angegebenen Mengen dienen als allgemeine Richtlinien zur Herstellung der Menüs. Bei richtigem »Süppeln« werden oft kleinere Mengen

ausreichend sein – dann sollten Sie sich nicht zum Weiteressen verleiten lassen.

Genießen Sie das Essen jetzt auf die neue Art und Weise. Dabei entwickeln Sie sich automatisch von einem (möglicherweise ungehemmten) Vielesser zu einem weniger essenden Feinschmecker. So kommen Sie vom quantitativen zum qualitativen Genießen. Sie erleben eine neue Essbefriedigung und nach der Mahlzeit ein angenehmes Wohlgefühl.

wichtig

Ein nur halb gefüllter Bauch macht Kopf und Gemüt viel froher und freier als ein vollgestopfter.

Genießen Sie das Essen während der Kur nach dem Motto: Weniger ist mehr!

Da die Nahrungs- (und Kalorien-) Zufuhr während der Ableitungskur geringer ist als bei der üblichen Normalkost, kommt es zum erwünschten Abbau der gefüllten Speicher und der Schlacken und damit zu einer Gewichtsreduktion. Der Kurende ernährt sich jetzt auch von seinen Depots und braucht daher nur wenig Nahrungszufuhr.

Eintönigkeit in der Nahrungsauswahl

In der Normalkost heißt die Devise: »So abwechslungsreich wie möglich.« Bei der Milden Ableitungsdiät gilt vorerst genau das Gegenteil: Mäßige Monotonie schont die Verdauung und heilt. Die Zufuhr ständig anderer Köstlichkeiten steigert dagegen das Essverlangen und den Appetit und verführt zur Nichtbeachtung der Esskultur.

Daher essen Sie während der Kur möglichst das Gleiche zur gleichen Zeit, d. h. Aufstrich mit Fladen morgens und abends, mittags ein Gericht der MAD I, II oder III, welches während der Kur im Sinne der Monotonie beliebig oft gegessen werden kann. Sie können beim Vortasten Ihrer Bekömmlichkeit zu MAD III jederzeit wieder auf Gerichte der MAD I und II zurückkehren. Auch wenn die Gerichte in mehreren Varianten angeboten werden, die Grundlage bleibt immer gleich.

Probieren Sie daher nicht gleich alle Angebote nacheinander aus, sondern wiederholen Sie häufiger das, was Sie bisher gut vertragen haben. Suchen Sie sich von dem reichhaltigen Angebot das aus, was Sie am liebsten mögen. Wenn Sie damit zufrieden sind, bleiben Sie konsequent dabei. Anderenfalls wechseln Sie, bis Sie das Richtige gefunden haben, und bleiben dann dabei.

Ist Ihr Bauch gesund?

Jeder Mensch sollte über seine Gesundheit ein wenig Bescheid wissen. Ein lohnender Anlass dafür ist der Tag, an dem Sie sich entschlossen haben, Ihre Gesundheit mit der natürlichen und nebenwirkungsfreien Milden Ableitungskur zu verbessern.

Kontrollieren Sie zunächst Ihr Gewicht und messen Sie dann Ihren Bauchumfang in Nabelhöhe, evtl. auch an anderen prominenten Stellen. Bitte mit Datum notieren, dann können Sie bei Kurende mit viel Vergnügen vergleichen, was Sie zustande gebracht haben. Sehr oft zeigen sich schon nach wenigen Kurtagen deutliche Verbesserungen: Der Hosenbund wird zu weit und der Gürtel muss enger geschnallt werden. Noch wichtiger sind erkennbare Rückbildungen von Schädigungszeichen des Bauches. Diese Erfolgszeichen motivieren zum konsequenten Einhalten der Milden Ableitungsdiät. Vergleichen Sie daher Ihren Bauch anhand folgender Zeichen:

Der gesunde Bauch

Er ist klein und seitensymmetrisch. Er lässt sich überall leicht und tief eindrücken, ohne unangenehme Empfindungen auszulösen. Er zeigt ein schön geformtes Relief und unterscheidet sich deutlich von einer relieflosen kugelförmigen Bauchmasse.

Die Abbildung auf der nächsten Seite zeigt das gesunde Bauchrelief. Dazu gehören:

- eine rillenförmige Vertiefung in der Bauchmitte, die vom Brustbein bis zum Nabel reicht (Medianrille)
- ein schmaler Rippenbogenwinkel
- die U-Delle ist eine Vertiefung, die in Form des Buchstabens »U« von den Seiten und von unten her (knapp oberhalb des Schamhügels) die vom Dünndarm erzeugte Vorwölbung umgrenzt
- die schmale Taillierung
- die angedeutet sichtbaren Darmbeinstacheln

Von der Seite betrachtet zeigt sich – wie bei Figur 1 der Abbildung auf S. 34 – die leichte Vorwölbung des Bauches durch den gesunden Dünndarm.

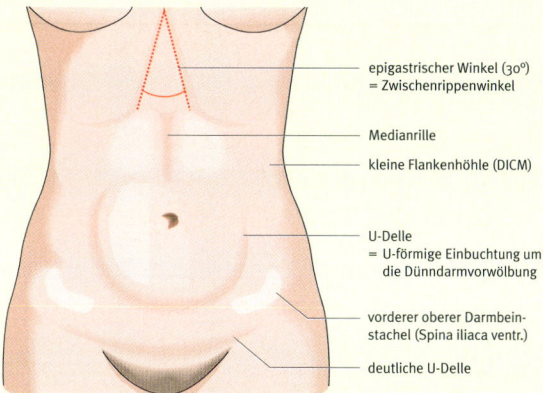

epigastrischer Winkel (30°)
= Zwischenrippenwinkel

Medianrille

kleine Flankenhöhle (DICM)

U-Delle
= U-förmige Einbuchtung um
  die Dünndarmvorwölbung

vorderer oberer Darmbein-
stachel (Spina iliaca ventr.)

deutliche U-Delle

▶ Der gesunde Bauch.

Der kranke Bauch

Er lässt je nach Art und Grad der Veränderungen des Verdauungstraktes unterschiedliche Formen erkennen.

- **Der Gasbauch:** Da Gas leichter ist als
  Luft, erzeugen die prall mit Gas gefüllten
  Darmschlingen beim Stehen entsprechende Vorwölbungen, zunächst am
  Oberbauch. Im Extremfall kommt es zum
  kugelförmigen Gasbauch. An den Figuren
  2 und 3 sehen wir unterschiedliche Gra-
  de von Gasbäuchen.
- **Der Kotbauch:** Ist der Darm vorwiegend
  mit Speise- und Kotresten angefüllt, die
  schwerer sind als Luft, so drängen sie
  nach unten und zeigen an Stehenden
  schlaffe Kotbäuche (Figuren 4 und 5).
  Das sind kleinere bis große Hänge-
  bäuche.

Die entzündlichen Kotbäuche wiederum bilden sich durch eine Reizung
des Darmes als Folge von giftigen
Zersetzungsvorgängen im Inneren.
Dadurch entsteht ein Krampfzustand der
befallenen Darmschlingen, der knapp
unter dem Nabel zu einer harten, druck-
empfindlichen, spitzen Vorwölbung führt
(Spitzbauch). In krassen Fällen sieht der
Bauch wie der einer Schwangeren im
5. bis 6. Monat aus.

- **Der Kombinationsbauch:** Bei ihm sind
  gleichzeitig beide Formen zu erkennen.
  Figur 6 stellt einen schlaffen Gas-Kot-
  bauch dar, Figur 7 einen entzündlichen
  Gas-Kotbauch.
- Der entzündliche Kahnbauch (Figur 8)
  kommt selten vor, soll aber hier der
  Vollständigkeit halber ebenfalls erwähnt

33

werden. Er tritt bei schlanken Personen nach Brech-Durchfall auf.

In entspannter Haltung vor dem Spiegel seitlich stehend können Sie sich selbst die Diagnose stellen. Auch ein Foto vor Kurbeginn ist sehr hilfreich. Je besser Sie diagnostizieren, desto größer wird zum Kurende Ihre Freude über sicht- und messbare Verbesserungen in Richtung Gesundheit sein.

Im Zweifelsfall drücken Sie 2–3 cm unterhalb des Nabels tief in Ihre stärkste Bauchvorwölbung hinein. Falls Sie den Druck als unangenehm empfinden, bestehen chronisch-entzündliche Belastungen im Dünndarmbereich. Der Mayr-Arzt findet diese bei nahezu jedem zweiten Durchschnittsbürger, auch wenn er sich noch so sehr seiner guten Gesundheit rühmen mag.

In Wirklichkeit ist eine schleichend verlaufende Untergrabung seines Zustandes bereits im Gange. Noch häufiger können Gasbäuche und Kombinationsbäuche festgestellt werden. Gehen Sie einmal an einen Badestrand oder in ein Schwimmbad – dort promenieren die mächtigsten Gas- und Kotbäuche stolz vorbei!

Zuletzt noch eine allerdings nur eingebildete Bauchform: Die meisten Korpulenten meinen, sie hätten »nur« einen Fettbauch. Fettbauch klingt auch appetitlicher als Kotbauch. Aber den reinen Fettbauch gibt es nur im Märchen, denn eine Fettschicht und eine Fettschürze allein können keine kugelförmige Bauchvorwölbung erzeugen. Die Fettschicht, und mag sie noch so dick sein, ist nur eine »Draufgabe« zu einer der oben angeführten Bauchformen.

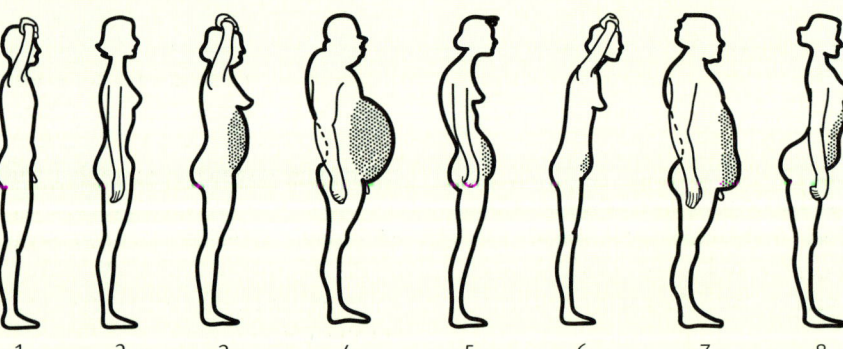

▲ Der kranke Bauch.

Die Darmspülung mit Bittersalz

Das Bittersalz wirkt in der Dosierung, die im Kurprogramm empfohlenen wird, wie ein Spülungsmittel, das Wasser an sich bindet und damit den ganzen Verdauungskanal von oben nach unten reinigt. Als Folge treten meist flüssigbreiige Darmentleerungen auf, die nicht durch das Bittersalz selbst bewirkt werden, sondern durch das daran gebundene Wasser. Diese tägliche Durchspülung wird einige Wochen lang problemlos vertragen, soll danach aber nicht beibehalten werden, weil sie zur Verwöhnung des Darmes führen könnte.

wichtig

Verwenden Sie nur die im Kurprogramm angegebene Dosierung für das Bittersalz. Die auf manchen Apothekenpackungen empfohlene Dosierung ist für die Kur viel zu hoch. In dieser Dosierung wirkt das Bittersalz wie ein Abführmittel.

Der Nachteil des Bittersalzes besteht in einem für manche Menschen unangenehmen, fad-bitteren Geschmack. Daher empfiehlt sich Folgendes:

- Lösen Sie das Bittersalz schon am Vorabend in einem ¼-Liter-Glas mit etwas Wasser auf.
- Füllen Sie dann morgens das Glas mit heißem Wasser auf.
- Fügen Sie außerdem einige Tropfen Zitronensaft hinzu.
- Dann geben Sie zur Entsäuerung noch einen Teelöffel Basenpulver hinzu. Es verändert den Geschmack zusätzlich.

Als Ersatz für das Bittersalz können Sie F. X. Passagesalz aus der Apotheke verwenden. Nehmen Sie zwei Teelöffel auf ¼ Liter Wasser. Auch bei Durchfallneigung und für Kinder ist dieses Salz zu bevorzugen, allerdings in geringerer Dosis (½ bis 1 Teelöffel Salz auf ¼ Liter Wasser).

Die Darmspülung selbst reizt den Darm nicht. Wenn aber als Folge der Spülung abgelagerte giftige Schlackenstoffe freigesetzt und ausgeschieden werden, können diese After und Schleimhäute vorübergehend reizen. Dies ist nur ein Beweis für die Dringlichkeit der Kur. In solchen Fällen sollten Sie die Ausscheidung durch Einläufe unterstützen.

Das Basenpulver

Das Basenpulver unterstützt wirkungs-voll die Entschlackung und Entsäuerung des Organismus. Basen stärken auch Leber, Dünndarmdrüsen und Pankreas. Fügen Sie am besten einen Teelöffel des Pulvers dem morgendlichen Bittersalz bei; abends vor dem Schlafengehen nehmen Sie noch mal einen Teelöffel auf ¼ bis ½ Liter Wasser.

Es gibt verschiedene Basenpulver mit unterschiedlicher Wirkung. Wir empfehlen für die Kur das Basenpulver III nach Dr. E. Rauch. Es ist wie das Bittersalz in der Apotheke erhältlich und folgendermaßen zusammengesetzt:

- Natrium hydrogencarbonicum   85 g
- Calcium carbonicum   60 g
- Kalium citricum   15 g
- Natrium monohydrogen phos.   10 g
- Kalium hydrogencarbonicum   10 g
- Magnesium citricum   20 g

Ein Teelöffel dieses Mischpulvers wird in ¼ bis ½ Liter Wasser gegeben.

Die Trinkkur

Jede gute Darmreinigungs-, Blutreinigungs- und Entschlackungskur ist immer mit häufiger und reichlicher Flüssigkeitszufuhr verbunden.

Die zugeführten Flüssigkeiten dienen der Mobilisierung und Ausschwemmung von Schlacken und anderen Schadstoffen über den Darm, die Nieren, die Haut (durch Hautatmung und Schweiß) und über die Lungen (mit der Ausatmungs-luft). Dabei können vorübergehend üble Gerüche auftreten, von Mundgeruch, penetrant riechenden Stühlen, scharfstechend riechendem Schweiß bis zu schlechter Atemluft. Hier beweist sich der Wahrheitsgehalt des Spruches: »Gesundheit ist Wohlgeruch, Krankheit Gestank!« Je intensiver die schlechten Gerüche sind, desto nötiger ist die Entgiftung und desto wichtiger ist reichliches Trinken.

wichtig

Je nach Gewicht sollen Sie täglich 2–4 Liter Wasser oder auch stilles Mineralwasser und dünn gebrühte Kräutertees trinken (siehe Heilkräutertees, Seite 36). Für das Trinken gilt: Wo man nichts hineingibt an Flüssigkeit, kommt auch nichts heraus an Giften!

Die Trinkkur fällt vielen Kurenden schwer. Sie waren schon in ihrem Alltag nicht gewohnt, oft und viel zu trinken, es sei denn Bohnenkaffee, Alkohol und/oder Industriegetränke. Dies sind aber keine bekömmlichen Getränke, die in der Lage sind, gutes Wasser zu ersetzen und Schadstoffe auszuschwemmen. Die Rückgewöhnung an reichliches Trinken ist gesundheitlich von enormem Wert. Das gilt sowohl für die Dauer der Kur als auch für Ihr ganzes weiteres Leben!

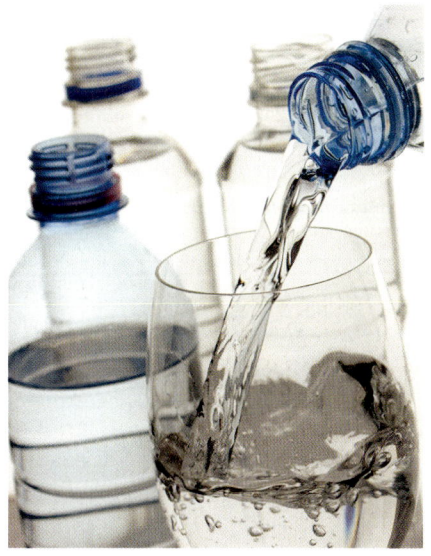

▲ Viel trinken ist ein unersetzlicher Bestandteil der Kur!

Heilkräutertees

Im Rahmen der Trinkkur stehen neben gutem, kohlensäurefreiem Wasser milde Heilkräutertees an erster Stelle. Sie wirken im Organismus als vorzügliche Transportmittel zur Ausscheidung von Stoffwechselschlacken und Umweltgiften. Außerdem unterstützen viele durch ihre speziellen Kräfte die Tätigkeit der blutreinigenden, entgiftenden und ausscheidenden Organe. Zudem führen sie wertvolle Mineral-, Aroma- und sonstige Vitalstoffe zu.

Für die Ableitung werden zumeist die folgenden Heilkräutertees gewählt:

- Fenchel: entblähend, entgiftend, säubert Magen und Darm
- Lindenblüte: regt die Haut-, Nieren- und Lungenfunktionen an
- Zitronenmelisse: beruhigt die Nerven, wirkt entkrampfend und fördert den Schlaf
- Gänsefingerkraut: entblähend, entkrampfend, besonders für Darm, Nieren und die weiblichen Geschlechtsorgane
- Rosmarin: regt den Kreislauf an und verbessert die Hirndurchblutung

Von diesen Tees können Sie während der Ableitung bis zu einen Liter am Tag trinken.

Achtung!

Säuernde Teesorten wie Hibiskus (rote Malve), Hagebutte und Früchtetees nicht verwenden! Kamillentee sollte nur bei akuten Magen-Darm-Störungen getrunken werden, da er bei täglicher Einnahme zu stark entkrampfend bis darmlähmend wirkt.

Tees aus frischen Kräutern

Sie können für die Tees auch frische Pflanzen verwenden, die Sie bei einem Spaziergang gepflückt haben oder die in Ihrem Garten wachsen. Überbrühen Sie zwei Teelöffel der zerkleinerten Pflanze mit ¼ Liter gerade siedendem Wasser und lassen Sie den Tee nur 20–30 Sekunden ziehen (Sekundenüberbrühung). Eine längere Ziehzeit verursacht den Verlust der aromatischen Heilkräfte. Die Teefarbe ist kein Kriterium für den Gehalt an Wirkstoffen. Auch helle Tees, sogenannte »blonde« Tees, können enorm heilkräftig sein.

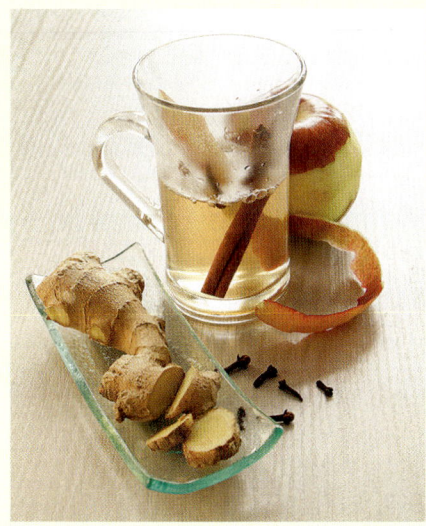

▲ Tees sind immer ein Genuss.

Tees aus getrockneten Kräutern

Getrocknete Kräuter erhalten Sie beispielsweise in der Apotheke oder im Reformhaus. Überbrühen Sie einen Teelöffel der getrockneten Blüten und/oder Blätter mit ¼ Liter siedendem Wasser und lassen Sie den Tee drei Minuten ziehen (Minutenüberbrühung).

Tees aus Schleimdrogen

Bei Schleimdrogen wie Leinsamen, Eibisch, Käsepappel, Kalmus, Mistel und anderen geben Sie auf ¼ Liter kaltes Wasser (Kalt-

ansatz) einen gehäuften Teelöffel Droge und wärmen diese Flüssigkeit am nächsten Morgen auf, bis sie Zimmertemperatur hat. Überbrühen würde zu Wertverlust führen!

Teekombinationen

Wenn Sie auch Teekombinationen in Anspruch nehmen wollen (oder sollen), dann sollten Sie davon – auch bei möglicher Einnahme der Einzeltees – nur dreimal täglich je eine Tasse trinken.

Vier-Winde-Tee – bei Blähungszuständen

- Fenchel: gärungswidrig, entblähend, entgiftend
- Kümmel: desinfizierend, entblähend
- Anis: krampflösend, entblähend
- Schafgarbe (Bauchwehkraut): reinigend

Die Kräuter zu gleichen Teilen mischen. Einen gehäuften Teelöffel auf ¼ Liter Wasser kalt ansetzen. Am nächsten Morgen erhitzen, kurz aufwallen und 30 Sekunden ziehen lassen.

Vier-Wässer-Tee – verbessert die Nieren-Blasen-Funktionen

- Liebstöckel: harntreibend, krampflösend
- Wacholder: harntreibend, blutreinigend, antirheumatisch

- Goldrute (organspezifisches Nieren-mittel): desinfizierend
- Zinnkraut (Nieren-/Blasenmittel): gewebestraffend

Die Kräuter zu gleichen Teilen mischen. Einen gehäuften Teelöffel auf ¼ Liter Wasser geben und drei Minuten ziehen lassen (Minutenüberbrühung).

Leberglättertee – aktiviert die Leber-, Gallen- und Verdauungstätigkeit

- Wermut: regt Verdauungsdrüsen und Säfteproduktion an, entstauend
- Berberitzenrinde: regt Leber und Galle an, entstauend
- Schafgarbe (Bauchwehkraut): reinigend
- Pfefferminze: regt die Galle an, krampf-lösend, entgiftend

Die Kräuter zu gleichen Teilen mischen. Einen gehäuften Teelöffel auf ¼ Liter Wasser geben und drei Minuten ziehen lassen (Minutenüberbrühung).

Magenbittertee – regt Magen und Darm an

- Bitterklee: stärkt den Magen, tonisie-rend, verdauungsfördernd
- Benediktenkraut: regt Magen, Leber und die Verdauungsdrüsen an
- Pfefferminze: regt Magen und Galle an, krampflösend

Die Kräuter zu gleichen Teilen mischen. Einen gehäuften Teelöffel auf ¼ Liter Wasser geben und drei Minuten ziehen lassen (Minutenüberbrühung).

Weitere bewährte Teekombinationen können gezielt die Heilvorgänge der Ableitungskur unterstützen. Dazu gehören Zahnfleisch-, Rachen-, Infekt-, Darm-, Mastdarm-, Hämorrhoiden-, Prostata-, Herz-Kreislauf-, Bronchial-, Frauen-, Nerven-, Augen-, Haut-, Haar-, Rheuma-, Krampf-adern- und andere Heilkräuterkuren.

Die ärztliche manuelle Bauchbehandlung

Sie stellt eine besonders wertvolle Hilfe für die ganze Kur dar. Dabei kontrolliert der Arzt mithilfe der Mayr-Diagnostik den Zustand des Verdauungstraktes und überprüft die Fortschritte, die sich meist schon nach kurzer Kurdauer objektiv feststellen lassen.

Bei der manuellen Bauchbehandlung erhöht und vermindert der Mayr-Arzt den Bauchinnendruck in rhythmischer Abfolge und bewirkt damit eine Steigerung der spezifischen Darmtätigkeit. Dies beschleunigt die Entgiftungs- und Entschlackungsvorgänge und erleichtert so den weiteren Kurverlauf. Durch eine Sog- und Pumpwirkung der Behandlung, die mit vertiefter Atmung einhergeht, bilden sich auch entzündliche Prozesse im Bauchraum zurück.

Der Patient merkt dies an der Verminderung oder am Schwinden von Schmerzen, die durch Druck hervorgerufen werden. Auch gestaute Organe wie die Leber lassen sich so entstauen und Druckempfindlichkeiten im Gallen-, Dünn- und Dickdarmbereich zurückbilden.

Die manuelle Bauchbehandlung stellt auch eine Art Lymphdrainage und Atemtherapie dar, die sich in der Folge auf den ganzen Menschen wohltuend auswirkt. Im Rahmen dieser Behandlung lassen sich in entspannter Atmosphäre alle Kurfragen und auch alle sonstigen Lebensprobleme mit dem Arzt besprechen. Es ist verständlich, dass eine so tiefgreifende Behandlung nur von einem eigens dafür ausgebildeten Arzt durchgeführt werden kann.

Tipp

Gesundheit im Schlaf: Eine heiße, mit einem feuchten Tuch umwickelte Wärmflasche fördert die Durchblutung von Darm und Leber. Wenn möglich, schlafen Sie damit ein und befreien sich davon, sobald es Ihnen lästig wird. Achtung: Die Wärmflasche darf während der monatlichen Blutung und bei Schwangerschaft nicht genommen werden!

Wasseranwendungen

Wechselduschen (heiß und ganz kurz kalt), Baden, falls gewohnt auch Sauna oder Dampfbad, Schwimmen, Kneipp-Anwendungen heiß und kurz kalt – all diese Anwendungen können die Entgiftungsvorgänge während der Kur unterstützen. Besonders empfehlenswert sind die Reibebäder nach Louis Kuhne, die man selbst zu Hause durchführen kann. Informationen hierzu finden Sie im Buch *Blut- und Säftereinigung* (siehe Literatur, Seite 178).

Ergänzung von Nährstoffen

Da heute viele Patienten erhebliche Defizite an Kalium und Magnesium aufweisen, empfiehlt der Mayr-Arzt in vielen Fällen die Zufuhr dieser und anderer Mineralstoffe. Seltener ergibt eine Testung auch Mängel an Vitaminen, beispielsweise an A, E, C und/oder B. In seltenen Fällen kommen Mängel an Spurenelementen wie Selen, Zink, Mangan und/oder Kupfer vor. Sie müssen dann ergänzt werden.

Durch die Gesundung der Verdauungsorgane während der Kur verbessert sich ihre Fähigkeit, zugeführte Vitalstoffe zu verwerten. Sofern die erlernten Ernährungsregeln weiterhin beherzigt werden, treten auch nach der Kur neue Defizite nur noch selten auf.

Bewegung und Sport

Eine Ursache der gesundheitlichen Schwächung des Zivilisationsmenschen ist Bewegungsmangel. Körperliche Bewegung, besonders an frischer Luft, verbessert nicht nur die Sauerstoffaufnahme und Kohlensäureausscheidung. Sie aktiviert auch die Verdauungsfunktionen, stärkt das Herz-Kreislauf-System und regt die Produktion von Serotonin und Endorphinen an. Das sind die stimmungsaufhellenden »Botenstoffe der guten Laune«, die uns durch ihren wohltuenden Einfluss das Leben angenehmer und erfreulicher machen.

Gehen Sie zu Fuß, sooft es möglich ist. Joggen und Walken (schnell gehen), aber auch jede andere Bewegung, ob beim Sport oder bei der Gartenarbeit, sorgen für seelische Ausgeglichenheit, Belastbarkeit und Beweglichkeit. Sie fördern gleichzeitig auch alle Entschlackungs- und Regenerationsvorgänge Ihrer Kur. Denken Sie immer daran: Es ginge vieles besser, wenn Sie mehr gingen!

Was kann während der Kur passieren?

Manchmal treten während der Kur Reaktionen auf, die zwar meist nur kurzfristig sind, jedoch beunruhigend wirken können. Diesen sogenannten Kurreaktionen kann man mit der nötigen Gelassenheit begegnen, wenn man im Bilde ist und die Zusammenhänge versteht. Wer den positiven Sinn solcher Reaktionen erkennt, wird sie als wertvolle Heilreaktionen begrüßen und sich auf die meist bald darauf einsetzende Zustandsverbesserung freuen.

wichtig

Kurreaktionen verraten, dass die Entschlackungs- und Entgiftungsmaßnahmen vom Körper dringend benötigt wurden. Wer nicht erheblich verschlackt ist, bekommt auch keine Rückvergiftungserscheinungen.

Kurreaktionen sind außerdem ein Zeichen, dass die Kur schon gut greift und Sie daher auf dem besten Weg sind, Ihre Gesundheit zu verbessern und zu stärken. Hand in Hand damit werden sich Ihre gesamte Attraktivität, Ihre Lebensfreude und Ihr Wohlbefinden steigern.

Bei allen Kurreaktionen gilt es, die Kurrichtlinien exakt zu beachten, möglichst viel zu trinken und damit die Ausschwemmung von Schadstoffen zu aktivieren. Ebenso wichtig ist viel Bewegung und – falls nötig – eine Stunde vor dem Mittagessen noch einmal die Bittersalz-Basenlösung einzunehmen. Meist löst sich die Reaktion dann schnell in Wohlgefallen auf.

Achtung – Verführer …

Wenn Sie die Ableitungskur ambulant durchführen, werden Sie die Erfahrung machen, dass Ihnen von manchen Mitmenschen mit »klammheimlichem Vergnügen« lukullische Verführungen angeboten werden. Dies gilt besonders dann, wenn Sie gerade eine Kurreaktion haben und sich etwas unwohl fühlen. »Das kann bestimmt nicht schaden …, ein Gläschen Wein oder Sekt, ein Verdauungsschnäpschen oder Magenbitter, eine Tasse Bohnenkaffee und ein selbst gebackener Kuchen dazu, damit Sie wieder zu Kräften kommen« … und anderes mehr.

Wenn Sie innerlich richtig eingestellt sind, haben Sie auch die Kraft, deutlich »Nein, danke« zu sagen, ohne sich dabei die gute Laune und Ausgeglichenheit nehmen zu lassen. Im Wissen, dass vermeidbare Fehler den Kurverlauf stören und eine längere Kurdauer erforderlich machen, werden Sie auch keine Leidensmiene zur Schau tragen, sondern sich den zu erwartenden guten Kurverlauf bewusst vor Augen führen.

... und Schwarzmaler

Noch eine andere Erfahrung wird von Kurenden häufig gemacht. Von manchen kränkelnden Personen, besonders von Übergewichtigen, die selbst unter der Diktatur ihres prallen Bauches stehen, sind Unheilsprognosen und Suggestionen zu hören: »Das kann nicht gesund

SO WIRD'S GEMACHT

Essen im Restaurant

Wenn sich ein Restaurantbesuch während der Kur nicht vermeiden lässt, hier einige Tipps:

- Bestellen Sie eine klare oder pürierte Gemüsesuppe aus Karotten, Zucchini, Sellerie oder Kartoffeln, eine kleine Portion gedämpften Fisch mit Wurzelgemüse bzw. Blattspinat oder eine mittelgroße Dampfkartoffel mit etwas Quark oder Hüttenkäse. Auch gut vertragen wird ein Gemüseteller mit Zucchini, Karotten, gelben Rüben, Sellerie, Mangold und etwas Kartoffel mit gutem, kalt gepresstem Pflanzenöl oder eine kleine Portion Hühnerfilet – zart gegrillt – mit gedämpftem Wurzelgemüse als Beilage, ein kleines Nudelgericht mit Gemüsesugo bzw. Fleischsugo (nicht vom Schwein) oder eine kleine Portion Risotto mit leicht verdaulichem Gemüse und etwas Parmesan. Eine Folien- oder Pellkartoffel bzw. gedämpfte Kartoffeln mit Hüttenkäse-Quark-Gemisch oder Sauerrahm bekommen Sie auch überall.

- Trinken Sie dazu kohlensäurefreies Wasser, notfalls ein Achtel Liter trockenen Rotwein.

- Hören Sie auf, wenn Sie satt sind – Sie müssen nicht alles aufessen oder austrinken (Stichwort Esskultur, Seite 29)!

- Nehmen Sie vor dem Schlafengehen 1–2 TL Basenpulver auf ½ Liter Wasser ein.

- Lassen Sie das Frühstück am nächsten Tag kleiner oder notfalls ganz ausfallen.

sein. Das wird schiefgehen. Du wirst an Kräften verlieren, schwach und elend werden, Falten bekommen, Hängebusen und knittrige Haut.« Wer aber die Zusammenhänge rund um die Erneuerung seiner Gesundheit durch eine ordnende Diätetik verstanden hat, dem ist klar, dass echtes Gesünderwerden – trotz etwaiger vorübergehender Reaktionen – letztlich immer mit einem Besser-, Wohler- und Schönerwerden einhergeht.

Das Besteck ist heute zum größten Killer der Wohlstandsnationen geworden. Wenn Sie das bedenken, bleiben Sie unbeeindruckt von aller Schwarzmalerei und können sich sagen: »Meine Gesundheit hat Vorrang. Das wird mir gut tun. Ich mache es gerne. Es wird mir für meine Zukunft echten Gewinn bringen.« Mit einer solchen Einstellung wird Ihnen jede richtig durchgeführte innere Reinigung sicher gut gelingen.

Motivation ist der Schlüssel zum Kurerfolg

Zunächst sei anhand vieler Tausender Kurpatienten festgehalten, dass ein vorzeitiges Beenden der Kur sehr selten stattfindet, sieht man von Kurabbrüchen wegen berufsbedingter Ortsveränderung, unerwarteter kurbehindernder Überbelastung und Ähnlichem ab. Bedenken Sie – eine Kur muss ernst genommen und darf nicht »so nebenbei« und schlampig durchgeführt werden!

Das folgende Beispiel zeigt, wie mangelnde Motivation den Kurerfolg verhindert: Frau S., eine ganztätig berufstätige Sekretärin, wurde von ihrer Freundin zur Kur überredet. Während sich die Freundin exakt an die Richtlinien hält und für beide die Diätgerichte zubereitet, macht

Frau S. nur halbherzig mit. Sie ist wenig motiviert, liest keine Kurliteratur und lässt sich nur von ihrer Freundin beraten, nicht von einem Mayr-Arzt. Sie vernachlässigt die Esskultur, trinkt zu wenig und vergisst gerne das Bittersalz. Auch bei ihr setzen sich Darmschlacken in Bewegung, die infolge der mangelhaften Entgiftungsmaßnahmen zur Rückvergiftung führen. So bekommt sie nach einer Woche heftige Kopfschmerzen, Völlegefühl und Depressionen. Schließlich werden diese Symptome so schlimm, dass sie sich bei einem kurunerfahrenen Arzt Schmerztabletten und Psychopharmaka verschreiben lässt und die Kur abbricht. Ihre Freundin hingegen konnte die Kur erfolgreich abschließen.

Warum ist Entschlackung so wichtig?

Entschlackung bedeutet Entleerung der oft schon übervollen Körperdepots, einschließlich des schon weithin sichtbaren »Luxusbauches und -fettes«. Entschlackung bedeutet Befreiung von undelikaten Körperunreinheiten, Ablagerungen und anderem, teils übel riechendem »Stoffwechselmüll«. Entschlackung führt zur Reinigung, Entgiftung und Entsäuerung von Körper und Seele.

Der entschlackte Mensch fühlt sich nicht nur wohltuend befreit, von einer bislang oft kaum bemerkten Last erlöst, sondern auch, wie es immer wieder zu hören ist, wie »neu geboren«.

Warum neigen wir alle zur Verschlackung?

Seit Urzeiten existiert im Menschen wie auch im Tier der Selbsterhaltungstrieb durch Erwerb von Nahrung. Da es früher oft Hungerzeiten gab, war bei günstigen Gelegenheiten auch eine vermehrte Nahrungszufuhr notwendig. Diese Zufuhr reichte also über den augenblicklichen Bedarf hinaus und diente dem Überleben. So mussten die Verdauungsorgane sowohl die Kost umsetzen als auch die überreichlich verzehrte Nahrung im Körper speichern. Diese

Fähigkeit ist bis heute in unseren Genen programmiert.

Unser Organismus ist ein natürliches Speichersystem für Hungerzeiten. Wenn aber, wie heutzutage, Notzeiten nicht eintreten und auch jahrelang nicht gefastet wird, werden die Speicher nie entleert und zwangsläufig immer voller.

Krank durch Wohlstand

Außerdem nimmt der Wohlstandsbürger, verführt vom Lustprinzip, zumindest gelegentlich mehr Nahrung auf, als er richtig verdauen kann, sodass der Darm verschlackt. Es ist kein Wunder, wenn dann nach und nach neue wilde »Mülldeponien« im Körper abgelagert werden, die neben unschönen Erscheinungen wie Gas- und

Kotbäuchen, Fettpolstern und Zellulitis den Stoffwechsel stören und Zivilisationsleiden verursachen.

Schon 1955 wies die Weltgesundheitsorganisation (WHO) darauf hin, dass in den Industrieländern drei von vier Todesfällen auf falsche Ernährung, Bewegungsmangel, Stress, Alkohol und Tabak zurückzuführen sind.

Der Konsument von heute sollte wissen, dass fast in jedem zweiten Klinikbett ein »Wohlstandskranker« liegt, für den eine Fasten- oder Ableitungskur die ursächlichste, nebenwirkungsfreieste, billigste und wahrscheinlich wirkungsvollste Therapie oder Ergänzungstherapie wäre. Er sollte auch wissen, dass heute wohl für jeden zweiten Wohlstandsbürger der Satz gilt: »Wenn der Vater deiner Leiden nicht bekannt ist, die Mutter ist die Ernährung.« Wer all diese Zusammenhänge versteht, wird sich ihrer Logik nicht entziehen können und eines Tages – früher oder später – den festen Entschluss in die Tat umsetzen: ab morgen gesünder durch Darmschonung, Darmreinigung und gesündere Ernährung.

Innere Gesundheit macht schön!

Die innere Reinigung durch eine Ableitungskur ist die beste Kosmetik. Sie verbessert das gesamte Aussehen grundlegend von innen nach außen. F. X. Mayr sagte es so: »Gesundheit strahlt von innen nach außen.«

Echtes Gesünderwerden geht immer mit einem entsprechenden Schönerwerden einher. Der Gesichtsausdruck wird harmonischer, der Blick strahlender, die Haltung besser, aufrechter, kraftvoller, die Taille schlanker, der Bauch kleiner, was sich dann auch messbar nachweisen lässt. Auch die weibliche Brust wird fester, wie überhaupt die Haut besser durchblutet, reiner und straffer wird. Hautunreinheiten und viele Hautausschläge verbessern sich deutlich oder verschwinden gänzlich. Fettige, klebrige Haare fetten nach der Kur weniger und gewinnen an Glanz.

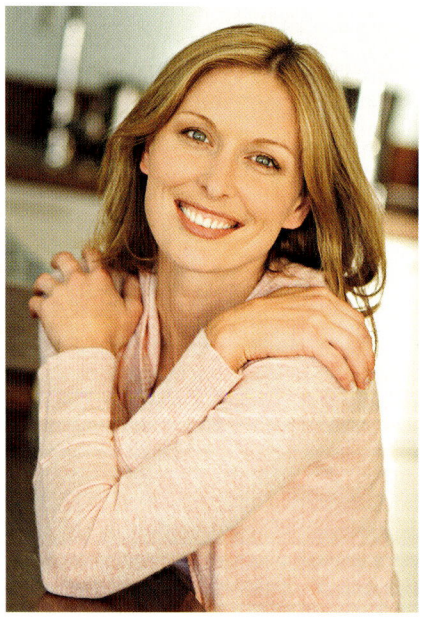

Entgiftung erleichtert auch psychisch

Nicht zuletzt führt der innere Reinigungsprozess auch zu einer positiven Wandlung der Persönlichkeit.

◀ Wohlbefinden ist auch äußerlich erkennbar!

Viele Menschen werden durch eine Selbstvergiftung aus dem Darm gereizt, unfreundlich und mürrisch. Diese Erscheinungen verschwinden nach dem Beseitigen der Ursache.

wichtig

Viele Menschen werden nach der Kur viel freundlicher und froher, und das strahlt dann auch nach außen. So steigt die gesamte Attraktivität des Menschen.

Hormonelle Gesundung

Der innere Reinigungsvorgang beeinflusst nicht nur die Güte des Blutes, sondern auch die Aktivität der Hormondrüsen. Tatsächlich führt die Darmreinigung bei Frauen und Männern zur hormonellen Gesundung und Kräftigung. Seit über 40 Jahren finden alljährlich Ärzteausbildungskurse in Diagnostik und Therapie nach F. X. Mayr statt. Da alle Teilnehmer dabei die Mayr-Kur durchführen, zeigen sich bei ihnen meist schon nach zwei Wochen viele der erwähnten Veränderungen. Am deutlichsten treten sie bei

jüngeren Teilnehmerinnen auf. Ihre Haut zeigt sich deutlich gestrafft, das Gesicht gut durchblutet, die Augen und der Gesamteindruck sind derart strahlend, dass sie wie frisch verliebt wirken.

Während von Männern nach Kurende häufig über eine Kräftigung der Potenz berichtet wird, fällt bei den Frauen neben ihrer Verschönerung vor allem die Steigerung der Empfängnisfähigkeit auf. Viele Frauen verdanken die Erfüllung ihres zuvor oft jahrelang vergeblichen gehegten Kinderwunsches (fast allein) der Kur. Die andere Seite dieser hormonellen Gesundung mit Empfängnisfreudigkeit ist eine unerwartet-unverhoffte Schwangerschaft. Über solche Überraschungen, die meist bald in echte Beglückung führen, wurde immer wieder berichtet.

wichtig

Wenn kein Kinderwunsch besteht: Die »Pille« darf nicht zeitnah mit der Bittersalzlösung eingenommen werden, sondern mindestens zwei Stunden vorher oder frühestens am Nachmittag!

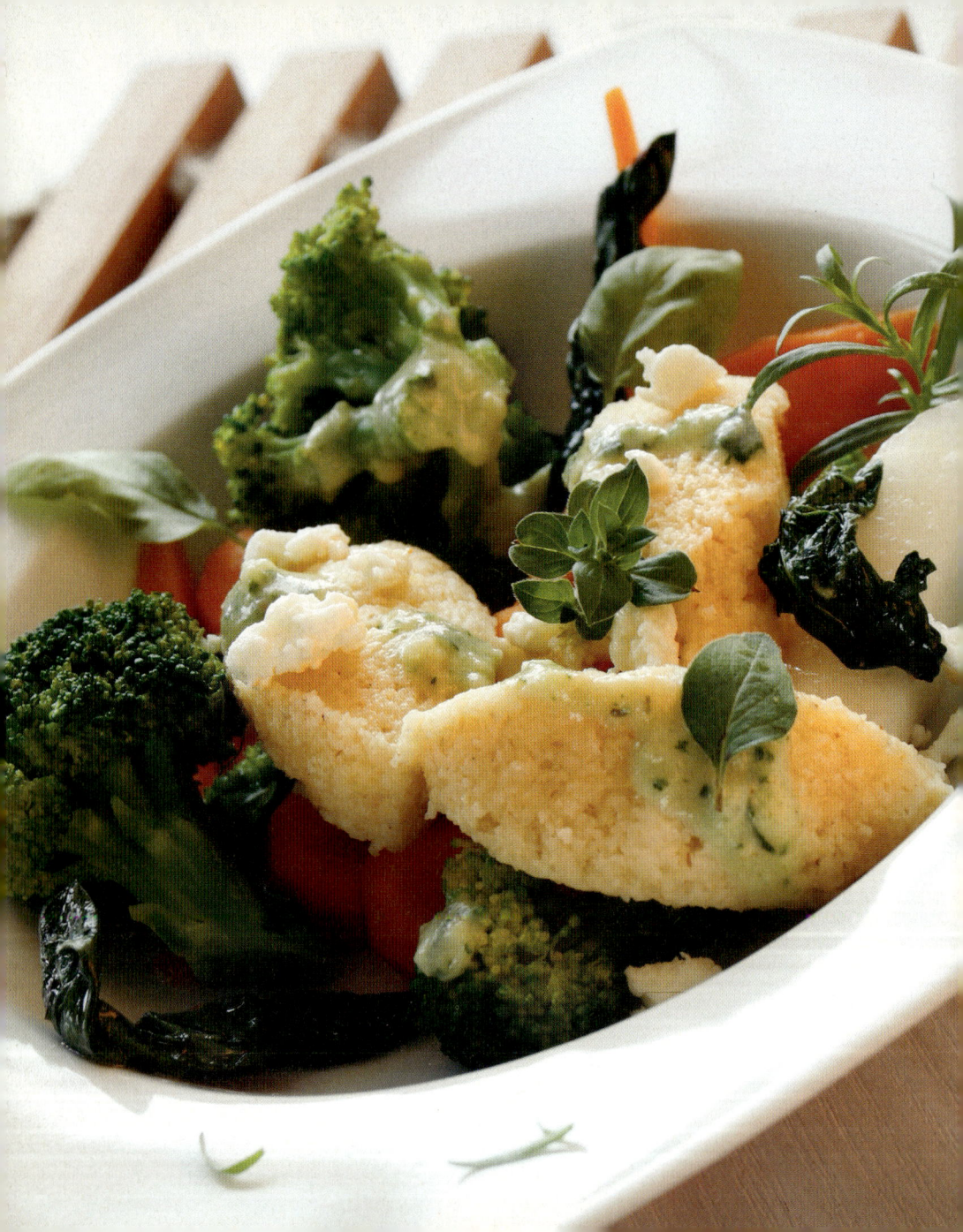

Rezepte für die
Milde Ableitungsdiät

Bei allen Gerichten dieser schnellen und einfachen Variante der MAD stehen Grundrezepte im Vordergrund, aus denen sich durch wenige Zutaten immer wieder neue Variationen zaubern lassen. Vieles kann auch vorgekocht und erst am nächsten Tag etwas verfeinert verwendet werden. Dies entlastet Sie in der Küche. Fast alles kann ins Büro mitgenommen werden.

Milde Ableitungsdiät im Büro oder bei der Arbeit

Mit ein paar Tricks gelingt die unkomplizierte und schonende Zubereitung der Speisen auch im Büro oder bei der Arbeit. Heißes Wasser für Ihren mitgebrachten Kräutertee bekommen Sie überall. Anfangs genügen dann Fladen bzw. Kursemmeln mit den Quarkaufstrichen oder einfach mit einem guten Schafsjoghurt oder Hüttenkäse. Eine Gemüsebrühe oder Basensuppe ist auch schnell warm gemacht und kann zu Mittag mit der Kursemmel gelöffelt werden. Aber auch die Hauptgerichte der MAD gehen schnell. Zumeist gibt es eine Kochecke mit Kühlschrank und einer oder zwei Kochplatten. Das genügt schon, um die Hauptgerichte zu kochen oder um sie warm zu machen.

Alle Gerichte der MAD können Sie am Tag zuvor zubereiten. Sie können auch mehrere Portionen vorkochen und einzeln einfrieren. Der Einfachheit halber kann auch zweimal hintereinander das gleiche Hauptgericht gegessen werden, z. B. am ersten Tag frisch gekocht und gegessen, für den nächsten Tag eine Portion zum Mitnehmen. Dies ist ganz im Sinne der Monotonie. Fast alle Gerichte lassen sich auch gut einfrieren, falls Sie am Wochenende vorkochen möchten. Meist reicht im Büro dann eine Pfanne zum Warmmachen.

Haben Sie gar keine Kochgelegenheit, so gibt es fast überall einen Stromanschluss, an den Sie eine Kochplatte oder eine Wokpfanne mit elektrischem Untersatz anstecken können – und schon kann es losgehen mit der Milden Ableitungsdiät schnell und einfach.

Was kann ich mitnehmen?

Sie können alles, was Sie für die Kur brauchen, in einem Korb oder einer Papiertüte mitnehmen. Das beginnt bei der Kursemmel oder dem Dinkelfladen. Dazu nehmen Sie die Quarkaufstriche oder einen Becher Hüttenkäse oder ein Glas besten Natur-Schafsjoghurt. Zum Trinken nehmen Sie Wasser, Kräutertee oder Gemüsebrühe. Zum Mitnehmen eignet sich beispielsweise die pürierte Basensuppe oder ein Getreidebrei – ebenso alle Hauptgerichte aus Reis, Polenta, Kartoffeln und Hirse.

Achten Sie darauf, dass Sie ansprechende Verpackungseinheiten haben, in denen Sie Ihr Essen appetitlich anrichten können. Doch aus der Transportpackung essen sollten Sie nur, wenn es nicht anders geht. Viel besser ist, Sie zelebrieren das Essen auf extra schönen Tellern. Richten Sie so an, als hätten Sie den köstlichsten Kaviar vor sich. Gönnen Sie sich zum Beispiel einen kleinen Picknick-Korb mit Serviette, Besteck und Trinkbecher. Nehmen Sie sich die Zeit für Ihr Essen und achten Sie stets auf Ruhe beim Essen, damit Sie sich voll darauf konzentrieren können. Notfalls legen Sie in der Mittagszeit ein schönes Tischtuch über

Ihren Bürotisch und decken wie in einem Restaurant auf. Schalten Sie Telefon und Radio aus und pflegen Sie nur das Essen. Die Mittagszeit steht jedem gesetzlich zu. Falls möglich, gehen Sie aber in einen anderen Raum oder achten auf eine nette Umgebung, in der Sie sich beim Essen wohlfühlen. Freuen Sie sich darüber und denken Sie daran: Viele würden sich ein solches Mahl wünschen, haben es aber nicht.

Keine Kochgelegenheit?

Das Frühstück und Abendessen nehmen Sie am besten zu Hause ein.

Sie nehmen mit:
- 3 Flaschen gutes Quellwasser oder stilles Mineralwasser
- 1 Teekanne für Kräutertee, 1 Thermoskanne für Basenbrühe oder Basensuppe
- Kursemmel oder Kurfladen im netten Papiertütchen
- 1 Plastikgefäß mit Deckel für die Quarkaufstriche, 1 Tafelmesser
- oder 1 Glas Schafsjoghurt oder 1 Becher Hüttenkäse mit kleinem Löffel

SO WIRD'S GEMACHT

Hier ein paar Tipps zum Vorbereiten und Mitnehmen:

Fladen oder Kursemmel: Zum Mitnehmen am besten in Klarsichtfolie und Papier einschlagen. Nicht luftdicht im Kunststoffbeutel verpacken.

Aufstriche: Können Sie vorbereiten und in kleine Hartplastikbehälter mit Deckel füllen. Pro Mahlzeit rechnen Sie ca. 60 g Aufstrich pro Person. Ein Gefäß mit 250 g Inhalt reicht für 4 Portionen. Im Kühlschrank aufbewahren oder zur längeren Aufbewahrung einfrieren. Danach gut aufrühren.

Basensuppe: Kann in der Thermoskanne heiß mitgenommen werden. Wenn es aber die Möglichkeit des Aufwärmens gibt, stellen Sie die Basensuppe in den Kühlschrank und wärmen sie erst bei Bedarf auf.

Gemüsebrühe: In eine Thermoskanne heiß abfüllen und mitnehmen.

Kräutertee: Kann ebenfalls in der Thermoskanne mitgenommen werden, ist aber auch frisch schnell zubereitet, da man fast überall heißes Wasser machen oder bestellen kann.

Hauptgerichte: Auch die im Rezeptteil enthaltenen Gemüse-, Getreide-, Reis-, Fleisch- oder Nudelgerichte kann man in kleinen Behältern abfüllen, gekühlt mitnehmen und erwärmen, sofern es im Büro eine Kochgelegenheit mit Kochplatte gibt. Bitte keinen Mikrowellenherd verwenden, dafür aber gerne ein Dampfgerät. Es gibt auch Gefäße mit einer Dreierkombination, wo Sie Suppe, Hauptgericht und Beilage separat einfüllen, transportieren und darin zu Mittag im Dampfgerät heiß machen können. Richten Sie dann auf schönen, vorgewärmten Tellern an.

Kochgelegenheit zu Mittag?

Sie nehmen mit:
- guten Kräutertee zur Zubereitung vor Ort (heißes Wasser, Teekanne und Tasse am Arbeitsplatz)
- entweder die vorgekochte kalte Gemüsebrühe zum Warmmachen (auf Kochplatte) oder die fein geschnittene Gemüsemischung zum Einkochen (Topf mit Wasser vor Ort)

- 1 Glaskrug mit Edelsteinen und einem Zweig Zitronenmelisse sowie evtl. einer Scheibe Orange oder Zitrone, damit es schön aussieht und zum Trinken animiert (Kanne bleibt vor Ort)
- 1 Gefäß mit Deckel für die Basensuppe (vor Ort eine Kasserolle zum Erwärmen, eine Tasse zum Anrichten)
- 1 Gefäß mit Deckel für das Hauptgericht (vor Ort eine Wokpfanne oder Kasserolle)
- 1 Gefäß mit Deckel für die Gemüsebeilage (vor Ort Wokpfanne oder Kasserolle)
- 1 Kursemmel oder Dinkelfladen (vor Ort Teller mit Serviette)

Sollten Sie ein Dampfgerät vor Ort haben, so kann alles zugleich darin heiß gemacht werden.

So kochen Sie schnell und wertschonend

Die MAD besteht aus natürlichen, heimischen Lebensmitteln und entspricht den Bedürfnissen unserer Zeit. Sie wird ohne Chemie, Glutamat und Geschmacksverstärker hergestellt und sorgt dafür, dass die Wertstoffe der Lebensmittel ausreichend erhalten bleiben. Nach dem Einkauf der wertvollen Lebensmittel wird eine klar vereinfachte Küchentechnik angewendet, die sozusagen das kleine Einmaleins für eine neue Küchenpraxis mit maximaler Werterhaltung der Inhaltsstoffe darstellt. Zum Zubereiten reicht eine Kochplatte und ein Kochtopf oder eine Wokpfanne.

TIPP

Verwenden Sie für alle Rezepte Bioprodukte! So können Sie sichergehen, hochwertige Zutaten zu verwenden.

Grundausstattung der Küche

Mit der folgenden Grundausstattung sind Sie für die Zubereitung der Milden Ableitungsdiät bestens ausgerüstet:
- 1 Backofen, evtl. mit Warmluft, und Kochplatten
- 1 Backblech, 1 Gitter
- 1 Dampfgerät oder Dampfeinsatz (Standgerät kann auch kurzfristig ins Büro mitgenommen werden.)
- 1 Kühlschrank mit Gemüsefach

- 1 flache beschichtete Pfanne für Fleisch oder Fisch zum Braten
- 1 Wokpfanne entweder für die Herdplatte, für den Gasherd oder 1 elektrisch betriebener Wok
- 1 Kasserolle mit Deckel für Gemüse
- 1 hoher Kochtopf mit Deckel zum Kochen von Nudeln und für Gemüsebrühe
- 1 mittlere Kasserolle mit Deckel zum Dünsten von Reis oder anderem Getreide
- 1 kleiner Kocheinsatz mit Füßen (Schmetterling) zum Dämpfen oder – viel besser – ein Dampfgerät ohne Druck (darin kann die Speise gut warm gehalten oder erwärmt werden)
- 1 Hackmesser, 1 Gemüsemesser, 1 Palette, 1 Fleischgabel, 1 Netzschöpfer, 1 größeres feines Haarsieb, 1 Muskatreibe, 2 kleine Schöpfkellen, 2 Kochlöffel, 1 Käsereibe, 1 Pfeffermühle, 1–2 kleinere Gewürzmühlen für die getrocknete, klein geschnittene Galgant-Wurzel, für Kardamom oder getrockneten Ingwer, 1 Cutter mit routierendem Messer für die Aufstriche, 1 Mixglas mit Motor für die Basensuppen, evtl. 1 Zauberstab, 1 Kunststoff-Schneidebrett, 2 Küchentücher

Zum Werterhalt der Inhaltsstoffe ist es auch wichtig, frische Lebensmittel rechtzeitig zu verarbeiten.

Die Wokpfanne – der perfekte Küchenhelfer für Eilige

Was ist der Vorteil einer original Wokpfanne? Durch den kugelförmigen Boden im Wok wird wenig Öl – es reicht 1 Teelöffel – schnell heiß und kann sich gut verteilen. Wokpfannen gibt es auch mit einem elektrischen Untersatz. So ist zum Zubereiten oder Erwärmen nur ein Stromanschluss nötig. Genauso gut können Sie aber auch eine Kochplatte mit einer Pfanne, Wokpfanne oder einer Kasserolle verwenden.

Vorbereitetes, fein geschnittenes Gemüse und Fleisch werden darin in sehr kurzer Zeit gar, es bildet sich eine aromatische Kruste, und das Fleisch bleibt saftig. Gemüse behält seine leuchtende Farbe und das feine Eigenaroma. Vitamine, Mineralstoffe und andere sekundäre Pflanzeninhaltsstoffe bleiben erhalten. Knackig und frisch wird aus einfachen heimischen Lebensmitteln schnell ein Gericht.

Wichtig ist, dass in der Wokpfanne ständig umgerührt wird, damit nichts anbrennt. Also sollten Sie zuerst alle Zutaten herrichten und schneiden, um während des Kochens den Wok im Auge zu behalten. Schon in 10–15 Minuten ist Ihr Wokgericht frisch fertig.

Das Wenden gelingt am besten mit zwei Kochlöffeln oder typisch fernöstlich mit Kochstäbchen. Im Wok bzw. in der Wokpfanne kann man auch verschiedene Getreidebreie zubereiten, sämtliche Basensuppen, verschiedene gedünstete oder geschmorte Gemüsesorten, Reis-, Getreide- oder Nudelgerichte. Wenn die Wokpfanne beschichtet ist, lassen sich darin auch wunderbar fettarme Fisch- oder Fleischgerichte mit Gemüse zubereiten. Sollten Sie nur eine Pfanne zur Verfügung haben: Im Backofen kann bei 120 °C kurz warmgehalten werden. Auch die Teller können Sie im Ofen wärmen. Im Sommer kann ein regulierbarer elektrischer Wok auch als kleiner Grill auf der Terrasse verwendet werden.

wichtig

Im beschichteten Wok darf nie mit Metallgegenständen umgerührt werden!

Dämpfen im Kocheinsatz oder Dampfgerät

Dämpfen und Dünsten gehören zu den wertschonendsten Zubereitungsmethoden. Daher sollten Sie sich einen Kocheinsatz besorgen, der in jeden Kochtopf passt. Diese einfachen Kocheinsätze aus Metall falten sich auseinander wie Schmetterlingsflügel und können daher auch für hohe und breite Kochtöpfe verwendet werden. Sie haben kleine Füßchen, damit das Kochgut nicht mit der darunter befindlichen Flüssigkeit in Berührung kommt, sondern lediglich durch den Dampf weich wird. So wird das Gargut nicht ausgelaugt und das Eigenaroma bleibt erhalten. Damit der Dampf im Topf bleiben kann, lassen Sie den Deckel drauf.

Mittlerweile gibt es auch schon sehr günstige, drucklose Dampfgeräte von verschiedenen Firmen, die Locheinsätze für Gemüse, Fisch und Fleisch haben. Unter diesen Locheinsatz schieben Sie noch ein Blech zum Auffangen der Flüssigkeit, die Sie dann bei den dazugehörigen Basensoßen (siehe Seite 85) als Geschmacksträger verwenden. Drucklose Dampfgeräte haben den Vorteil, dass man darin sowohl garen als auch lange warm halten kann. Genauso kann auch wieder im Dampf heiß gemacht werden und Sie können jederzeit die Tür aufmachen und kontrollieren. Es gibt auch verschiedene Einsätze mit mehreren Möglichkeiten – so können ganze Menüs für drei bis vier Personen aus dem Dämpfer kommen.

Die Garzeit im Dampf ist gleich lang wie beim Kochen. Sie richtet sich nach der

Festigkeit und der Größe des Gemüses. Allgemein gilt, dass Wurzelgemüse wie Karotten, Sellerie, gelbe Rüben, Pastinaken und Petersilienwurzeln die gleiche Garzeit haben, wenn sie gleich groß geschnitten wurden. Sie können diese Gemüse daher mischen und zusammen garen. Kurzzeitig können Sie evtl. ein Dampfgerät zum Warmmachen auch ins Büro mitnehmen.

Dämpfen im Wok

Auch der elektrische Wok ist ein idealer Dampftopf, wenn man zuerst wenig Wasser hineingibt, dann einen Siebeinsatz mit dem Gemüse hineinstellt und den Wokdeckel verwendet. Gut geeignet ist ein Dampfeinsatz aus Bambus. Da diese Dampfgeräte auch als Standgeräte mit Wasserschiff und Stromanschluss schon recht günstig zu haben sind, können Sie damit Ihre bestehende Küche nachrüsten und so ein Gerät evtl. auch in Ihre Arbeitsstätte mitnehmen. Zumindest für die Zeit Ihrer Kurdurchführung. In der Spargelzeit sollten Sie diesen auch nur mehr dämpfen statt kochen. Die Kartoffeln dazu schieben Sie früher in das Gerät, damit beides zugleich fertig ist. Mit zerlassener Butter und etwas Parmesan anrichten.

WISSEN

Bitte nicht im Schnellkochtopf garen!

Durch Garen unter Druck im Schnellkochtopf entstehen leider sehr hohe Nährwertverluste. Diese Probleme haben sich mittlerweile mit den neu auf den Markt kommenden Dampfgeräten ohne Druck oder einem einfachen Kocheinsatz erledigt, bei denen auch zwischendurch – ohne Dampf abzulassen – probiert werden kann, ob das Gemüse noch zu fest oder schon gar ist. Diese Geräte eignen sich gut zum Warmhalten und Wiedererwärmen. Eine echte Alternative zum Mikrowellenherd, den wir nicht empfehlen.

Milde Ableitungsdiät – Stufe I

**In der ersten Stufe wird der Verdauungstrakt geschont. Für das Frühstück stehen verschiedene Möglichkeiten zur Auswahl. Wählen Sie ein
Frühstück aus den Grundrezepten der MAD I mit den vorgeschlagenen
Abwandlungen. Wenn Ihnen dieses Frühstück gut bekommt, bleiben Sie
bitte für die Zeit der MAD I dabei. So sorgen Sie für eine heilsame Monotonie.**

Neben den Rezepten gilt für die
MAD I auch das Kurprogramm von Seite 28–42, insbesondere die regelmä
ßige Darmreinigung mit Bittersalz.

Das Milchfrühstück

Zum Milchfrühstück gehören Milch, evtl.
mit Malzkaffee, und Kursemmel oder
Fladen (mit Hüttenkäse oder Gervais).

Sahnemilch: Wenn Sie Milch nicht vertragen, können Sie auch Sahnemilch verwenden. Dazu mischen Sie etwa ein Drittel Sahne (Schlagrahm) mit zwei Dritteln
Wasser. Diese Mischung wird von allen
Personen gut vertragen, die keine Probleme mit Butter haben. Auch möglich:
frische Schafs- oder Ziegenmilch. Bei
Laktoseintoleranz gibt es alle Milchprodukte ohne Milchzucker im Handel.

Malzkaffee: Er muss nicht, aber er *kann*
der Milch und Sahnemilch beigefügt
werden. Sie können dazu auch Instantprodukte mit etwas Wasser verrühren
und der Milch zusetzen. Malzkaffee
flockt die Milch aus, wodurch sie besonders leicht verdaulich und bekömmlich
wird.

Kursemmel: Diese ist ein 3–4 Tage altes
Weißgebäck-Brötchen aus Dinkel-Auszugsmehl (oder, falls gut vertragen, aus
Roggenmehl). Wenn Pilzbefall vorliegt,
gibt es als Alternative einen Dinkelfla-

den ohne Hefe. Solche fein gemahlenen Weißgebäcke – die Sie auch selbst zubereiten können (siehe Rezept Seite 62) – sind zwar wertarm, dienen aber in der MAD als unersetzbarer Kau- und Einspeichelungstrainer. Die Kursemmel muss dazu ziemlich hart und schnittfest sein, sodass sie zum Kauen und Einspeicheln zwingt. Die Speicheldrüsen erzeugen ein wertvolles Verdauungssekret, den Speichel, der beim heutigen Menschen durch die Verkümmerung dieser Drüsen viel zu wenig und in schlechter Qualität produziert wird. Das richtige Kauen der Kursemmel kann Sie wieder fit machen.

Kaufen Sie oder backen Sie Ihre Semmeln auf Vorrat und legen Sie sie 3–4 Tage zugedeckt auf ein Gitter. Wenn sie noch zu weich sind, müssen sie in mehrere kleine Scheiben geschnitten werden,

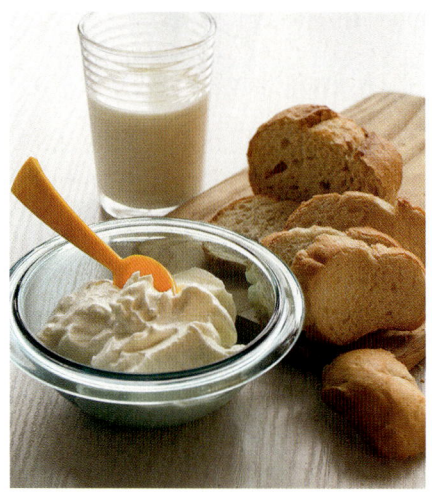

▲ Das Milchfrühstück.

um schneller an der Luft zu trocknen. So können Sie auch in Klarsichtfolie gewickelt eingefroren werden. Rechnen Sie 3 Semmeln oder Fladen pro Tag. Gekauf-

SO WIRD'S GEMACHT

So essen Sie die Kursemmel oder den Dinkelfladen

Kauen Sie einen kleinen Bissen der Semmelschnitte bis zur totalen Verflüssigung (= »süppeln« = in Suppe verwandeln). Danach fügen Sie dem Semmelspeichelbrei einen Teelöffel (nicht mehr!) Milch (+ Malzkaffee) zu, vermischen dies nochmals in der Mundhöhle und schlucken erst dann. Essen Sie, so viel Sie wollen, bis zur leichten Sättigung. Schlucken Sie nicht die Milch allein, weil diese sonst im Magen verklumpt. Mit dieser Essweise bleiben Sie bis zum Mittag satt und fühlen sich leicht und unbeschwert.

te Dinkelfladen werden bereits nach einem Tag hart, selbst gemachte halten 2–3 Tage (siehe Rezept Seite 64).

Hüttenkäse, Gervais: Dieser oder auch guter Speisequark (= Topfen) kann in kleiner Menge auf jedes Semmelstückchen gegeben werden. Viele Varianten von Quarkaufstrichen finden Sie bei jeder Ableitungsstufe (z. B. S. 69 ff.). Pro Mahlzeit rechnen Sie ca. 40–60 g Aufstrich.

Sauermilcharten aus Biomilch: Dickmilch, Naturjoghurt, Bioghurt, Acidophilusmilch und Kefir können ebenfalls anstelle der Milch verwendet werden. Diese gibt es auch laktosefrei.

Schafsjoghurt: Er kann als Alternative verwendet werden, wenn Kuhmilchprodukte nicht gut vertragen werden. Besonders bei Pilzbefall ist er zu empfehlen. Bei Laktoseunverträglichkeit greifen Sie auf lactosefreie Milchprodukte zurück.

Brötchen und Fladen

Die Kursemmel aus Dinkel-Auszugs- oder Roggenmehl können Sie kaufen oder selbst backen. Wenn Sie der Hunger quält, essen Sie ein Stück Kursemmel und speicheln Sie es gut ein.

Bei Pilzbefall ist ein Fladen ohne Hefe besser. Es gibt mittlerweile schon viele Bäcker, die sich darauf spezialisiert haben, Sie können sie aber ebenfalls selbst backen (siehe Seite 64).

wichtig

Alle Brötchen und Fladen können zur Arbeit oder für unterwegs gut mitgenommen werden!

Zum Aufbewahren gehört das Fladenbrot in einen atmungsaktiven Holzbehälter. Ungeeignet sind Plastikdosen oder gar Plastikbeutel. Fladenbrot lässt sich auch gut einfrieren. Entweder eine halbe Stunde vor Gebrauch aus dem Gefrierfach nehmen und auftauen lassen oder im Ofen 2 Minuten aufbacken. Am besten schmeckt das Fladenbrot, wenn es noch etwas warm ist. Da keine Hefe enthalten ist, kann es auch so gegessen werden.

GRUNDREZEPT

Dinkelbrötchen mit Hefe

▶ **Für 15 Stück à 40 g**

500 g Dinkel-Auszugsmehl (oder Roggenmehl) · 300–350 ml Wasser oder warme Milch · 1 Würfel frische Hefe (42 g) oder 1 Päckchen Trockenhefe · etwas Meersalz · 1 TL Kümmel oder Anis gemahlen

- Dinkelmehl, warmes Wasser, zerbröckelte Hefe, Salz und Gewürze in der Rührschüssel zu einem gut formbaren Teig kneten. Falls der Teig zum Formen zu weich ist, noch etwas Mehl dazugeben.
- Ein Tuch darüberlegen und an einem warmen Ort ca. 20 Minuten gehen lassen.
- Eine lange Rolle formen und davon ca. 40 g schwere Teigstücke abstechen.
- Daraus kleine Brötchen (Kugeln) formen, auf ein bemehltes Backblech legen, mit einem Tuch zudecken und noch einmal 15–20 Minuten gehen lassen.

- Im vorgeheizten Ofen bei ca. 200 °C 15 Minuten hellbraun backen, mit einem festen, breiten Spachtel vom Blech lösen und auf einem Gitter erkalten lassen.

▶ **Nährwert pro Portion:**

113 kcal 4 g E 1 g F 22 g KH 2 BE

Tipp

Diese Brötchen am besten 2–3 Tage zum Trocknen liegen lassen (je nach Luftfeuchtigkeit). Danach für Kurzwecke in 4–6 dickere Scheiben schneiden und evtl. noch etwas nachtrocknen.

Zum Einfrieren gut geeignet. Einzeln in Klarsichtfolie verpackt schockfrosten, dann zusammen in einen Plastikbeutel geben. Zwei Stunden vor Gebrauch einzeln herausnehmen.

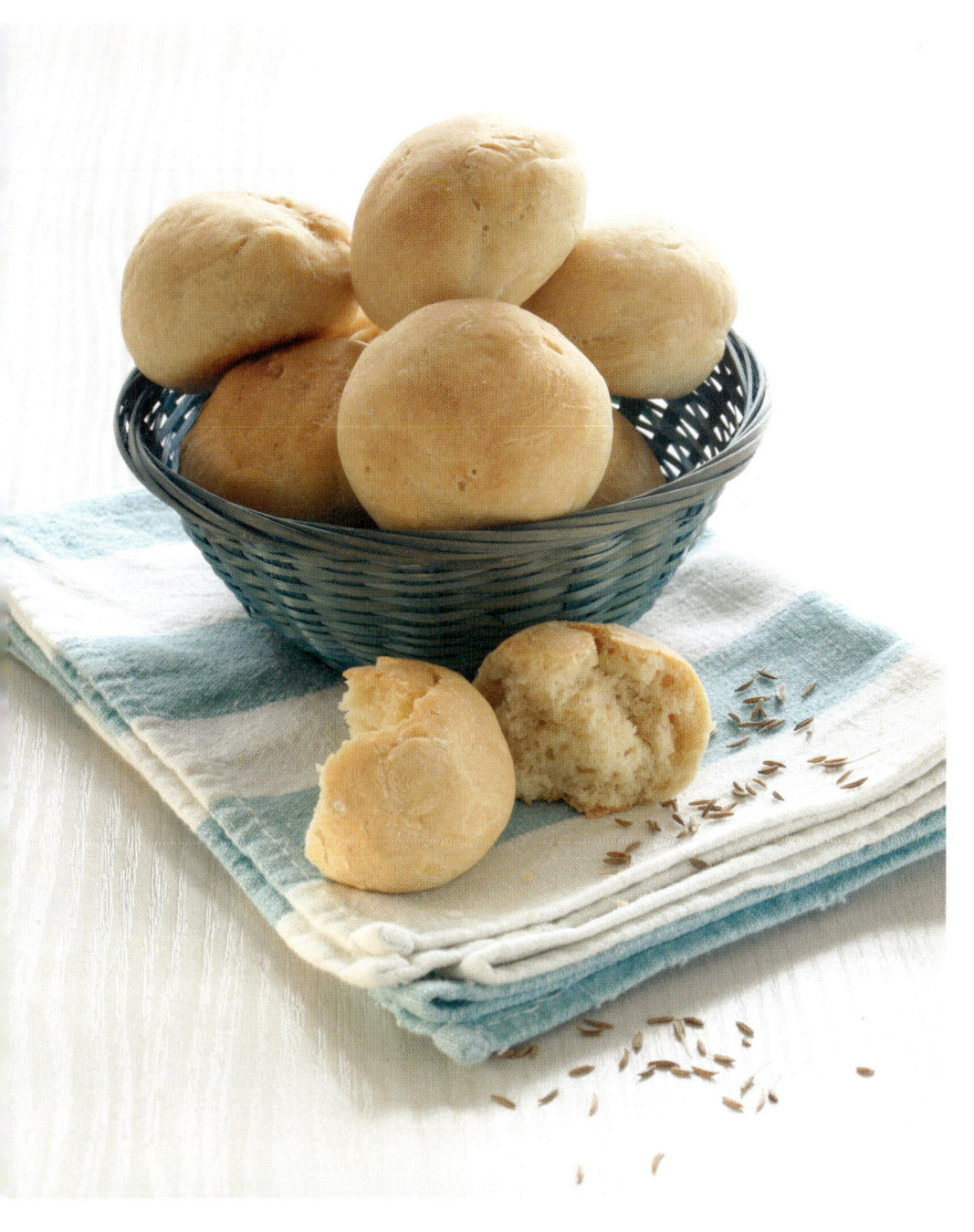

Dinkel- oder Roggenfladen ohne Hefe

▶ Für 12 Stück à 40 g

500 g fein gemahlenes Dinkel- oder Roggen-Auszugsmehl · ½ l kohlensäurereiches Mineralwasser · Meersalz · Anis oder Koriander

- Den Ofen auf 220 °C vorheizen.
- Alle Zutaten zu einem Teig verrühren.
- 2 Backbleche mit Backpapier auslegen.
- Mit einem nassen Esslöffel pro Blech sechs ca. 40 g schwere Teigstücke darauf verteilen und dünne Fladen formen. Den Esslöffel dabei immer wieder in lauwarmes Wasser tauchen und die Teigstücke damit zu gleichmäßig flachen, sehr dünnen Fladen ausstreichen.
- Bei 220 °C im vorgeheizten Ofen 20 Minuten backen.
- Vom Papier lösen und auf dem Gitter erkalten lassen.

▶ Nährwerte pro Portion:

139 kcal 5 g E 1 g F 28 g KH 2 BE

Tipp

Achten Sie darauf, dass wegen der Schonung während der Kur nur Dinkel-Auszugsmehl verwendet werden darf – kein Vollkornmehl! Frisch gemahlenes Vollkornmehl können Sie nach der Kur verwenden. Da keine Hefe enthalten ist, sind die Fladen sofort servierfähig. Sie schmecken am nächsten Tag noch besser und halten 2–3 Tage. Sie können auch frisch gebacken auf Vorrat eingefroren werden. Eine halbe Stunde vor Gebrauch herausnehmen.

Getreidebreie – Stufe I

Als Alternative zum Milchfrühstück können Sie auch magenwärmende Getreidebreie essen. Solche Breie eignen sich während, aber auch nach der Kur als leichtes Mittag- oder Abendessen zur Reduktion. Vorausgesetzt, Sie essen nur eine Tasse Brei pro Mahlzeit.

Breie können aus dem verarbeiteten Korn hergestellt werden, also aus Mehl, Flocken, Grieß oder Schrot. Diese Breie sind für Eilige besonders praktisch, da sie in kaum mehr als 5 Minuten fertig sind. Sie können ins Büro mitgenommen werden, sind aber auch dort schnell frisch gekocht!

Tipp

So richten Sie Breie lecker an: Geben Sie den Brei in eine kleine bunte Schüssel, die Sie nicht zu voll machen, und garnieren Sie stets mit den Zutaten, die Sie auch in den Brei gegeben haben. Frische Blätter von Zitronenmelisse oder Minze eignen sich ebenfalls zum Garnieren. Mit einem Teelöffel langsam essen.

Sie können für 3 Mahlzeiten pro Tag auch gut vorgekocht und aufbewahrt werden: eine Portion gleich verwenden, den Rest abkühlen lassen und zugedeckt für später in den Kühlschrank stellen. Dann mit etwas Gemüsebrühe, Milch, Schafsmilch, Reismilch oder anderen Flüssigkeiten (auch gemischt) verrühren und kurz noch einmal aufkochen.

Haferflockenbrei

▶ **Für 2 Portionen**
3 gehäufte EL (60 g) Haferflocken · ca. ½ l Gemüsebrühe (Rezept Seite 77) oder ¼ l Gemüsebrühe mit ¼ l Milch gemischt (falls Kuhmilch nicht vertragen wird, Sahnemilch = 20 % Sahne mit 80 % Wasser verdünnen, oder laktosefreie Milch oder ca. ½ l Reis-, Hafer- oder Kokosmilch verwenden) · etwas Meersalz

■ Getreideflocken in die heiße Flüssigkeit streuen.
■ Unter Rühren etwa 3-5 Minuten köcheln lassen. Anrichten und garnieren.

▶ **Nährwerte pro Portion:**
191 kcal   8 g E   6 g F   25 g KH   2 BE

Dinkelgrießbrei, Amaranth- oder Buchweizenbrei

▶ **Für 2 Portionen**

60 g Dinkelgrieß, Amaranth oder Buchweizenmehl oder Dinkel-, Hafer-, Reis- oder Gofiomehl (= Maismehl – siehe Rezept Seite 68) · ca. ½ l Gemüsebrühe oder andere Flüssigkeit (siehe Rezept Haferflockenbrei) · etwas Meersalz

- Gewähltes Getreide entweder kurz zuvor in der Getreidemühle fein mahlen oder im Reformhaus kaufen.
- Getreidemehl mit gewählter Flüssigkeit kalt anrühren.
- Unter ständigem Rühren mit dem Schneebesen 5 Minuten köcheln lassen.
- Nett anrichten und mit einem Teelöffel langsam essen.

▶ **Nährwerte pro Portion:**

98 kcal   3 g E   0 g F   21 g KH   2 BE

Breie aus ganzem Korn

▶ **Für 2 Portionen**

60 g Goldkernhirse (oder Buchweizen oder Quinoa im ganzen Korn) · ca. ½ l Flüssigkeit (entweder halb Milch, halb Wasser oder Wasser mit etwas Sahne oder nur Wasser) · etwas Steinsalz oder Meersalz

- Getreide mit Flüssigkeit ca. 10 Minuten köcheln lassen.
- Zugedeckt ca. 15 Minuten auf Stufe 1 ausquellen lassen.
- Anrichten, garnieren, langsam mit einem Kaffeelöffel essen.

▶ **Nährwerte pro Portion:**

106 kcal   3 g E   1 g F   21 g KH   2 BE

Hirsebrei ▶

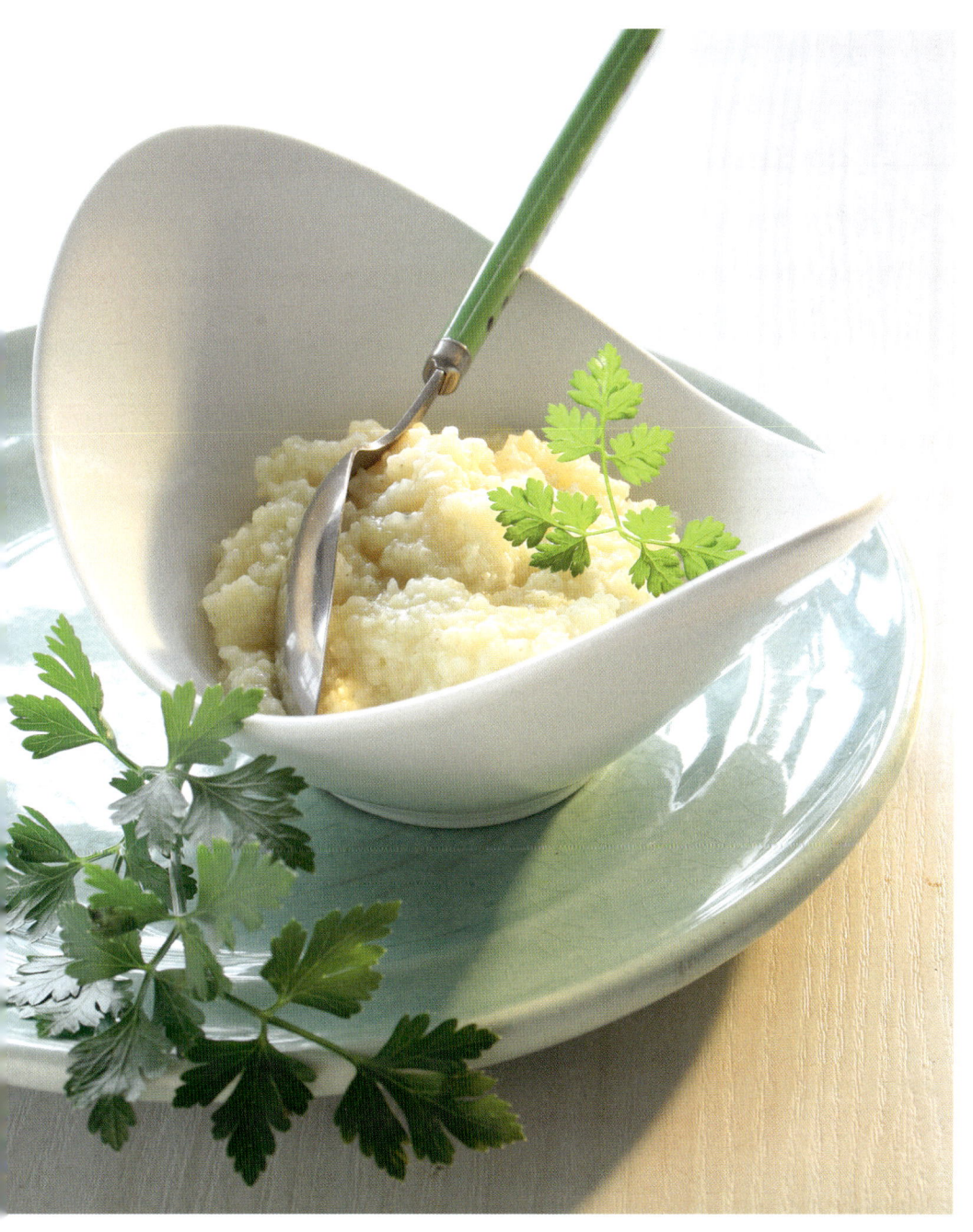

Bulgurbrei

▶ **Für 2 Portionen**

60 g Bulgur oder Couscous (= vorge-kochter Hartweizen) · ½ l Wasser und ¼ l Milch · etwas Meersalz

- Getreide mit Flüssigkeit einmal aufko-chen. Kochplatte ausschalten.
- Auf der Kochlatte zugedeckt 5 Minuten ausquellen lassen.
- Nett anrichten und servieren.

▶ **Nährwerte pro Portion:**

97 kcal   3 g E   0 g F   21 g KH   2 BE

Maisgrießbrei

▶ **Für 2 Portionen**

60 g Maisgrieß oder frisch geschrotetes Mais- oder Gofiomehl (Zubereitung siehe unten) · je ¼ l Milch und Wasser · etwas Meersalz oder Steinsalz

- Getreide mit Flüssigkeit einmal aufko-chen lassen.
- Dann zugedeckt 10 Minuten auf Stufe 1 ausquellen lassen.

▶ **Nährwerte pro Portion:**

103 kcal   3 g E   0 g F   22 g KH   2 BE

SO WIRD'S GEMACHT

Gofiomehl – etwas ganz Besonderes

Mit Gofiomehl können Sie in 5 Minuten einen besonders aromatischen Brei kochen. Dieses köstlich schmeckende Mehl aus gerösteten Maiskörnern gibt es in Reformhäusern und inzwischen auch in vielen Supermärkten zu kaufen. Sie können Gofiomehl aber auch selbst herstellen: Legen Sie hierzu ganze, getrocknete Maiskörner auf ein Backblech. Im vorgeheizten Ofen bei 200–220 °C 30–40 Minuten braun rös-ten. Alternativ können Sie die Maiskör-ner unter Rühren auch in einer großen, trockenen Pfanne rösten. Das Getreide bekommt durch den Röstprozess einen angenehmen, nussartigen Geschmack. Auskühlen lassen und in der Getreide-mühle zu feinem Mehl mahlen. Das Mehl gleich weiterverwenden oder zum Aufbewahren in Gläser mit Schraub-deckel füllen.

Kochen Sie daraus einen Getreidebrei, wie oben beschrieben!

Aufstriche für Kursemmel und Fladen

Aufstriche sind ideal zum Frühstück, als Snack, Zwischenmahlzeit, Mittagessen oder auch als leicht bekömmliches Abendessen. Man isst sie mit Brötchenscheiben oder Fladenbrot, streicht sie auf warme Kartoffelscheiben oder füllt sie in gebackene Folienkartoffeln. Zusätzlich eignen sie sich zum Garnieren oder etwas verdünnt für Gemüse-, Fisch- und Fleischgerichte.

Tipp

Alle Aufstriche können mit der Kursemmel zur Arbeit oder für unterwegs mitgenommen werden. Im Kühlschrank aufbewahrt, halten die Aufstriche gut 2–3 Tage.

Füllen Sie die Aufstriche in kleine Gefäße mit Deckel und bewahren Sie sie im Kühlschrank auf. Es kann sein, dass sie dann etwas fester werden. Deshalb vor Verwendung evtl. mit etwas Wasser oder Gemüsebrühe gut durchrühren – das verbessert Optik und Geschmack. Aufstriche können gut verpackt in geschlossenen Behältern auch eingefroren werden. Nach dem Auftauen das abgesetzte Wasser abgießen und den Aufstrich gut durchrühren.

GRUNDREZEPT

Gervais-Quark-Aufstrich

▶ **Für 4 Portionen**

150 g Magerquark · 100 g Gervais oder Hüttenkäse · ca. 6 EL (60 ml) Milch · Meersalz

- Verrühren Sie alle Zutaten in einer Schüssel zu einem glatten Aufstrich.
- Den Aufstrich zum Aufbewahren gut zugedeckt in den Kühlschrank stellen.
- In kleinen Schalen portionsweise anrichten.

▶ **Nährwerte pro Portion:**

63 kcal 9 g E 2 g F 3 g KH 0 BE

Liptauer Quarkaufstrich

▶ **Für 4 Portionen**

250 g Gervais-Quark-Aufstrich (s. Grundrezept Seite 69) · 1 TL Paprikapulver edelsüß · 1 TL Küchenkräuter frisch geschnitten oder gehackt · 1 EL (5 g) bestes kalt gepresstes Leinöl oder Olivenöl

- Das Paprikapulver und die Kräuter unter den Grundaufstrich mischen.
- Mit einem Eisportionierer 2 Bällchen auf einem Dessertteller anrichten, das Leinöl oder Olivenöl darübergießen oder vorher schon unterrühren.

▶ **Nährwerte pro Portion:**

74 kcal   9 g E   3 g F   3 g KH   0 BE

Kräuteraufstrich

▶ **Für 4 Portionen**

250 g Gervais-Quark-Aufstrich (s. Grundrezept Seite 69) · 1 EL (30 g) saure Sahne · 1 EL Küchenkräuter, frisch gehackt · 2 EL (10 g) kalt gepresstes Leinöl oder Olivenöl

- Bereiten Sie den Grundaufstrich ohne Milch zu.
- Mengen Sie die saure Sahne und die Küchenkräuter darunter.

▶ **Nährwerte pro Portion:**

82 kcal   9 g E   5 g F   3 g KH   0 BE

Tipp

Sie können statt Gervais auch Hüttenkäse verwenden. Sehr gut schmeckt der Kräuteraufstrich auch mit frischem Schafs- oder Ziegenquark. Mit Klarsichtfolie abgedeckt im Kühlschrank aufbewahren. Vor der weiteren Verwendung gut durchrühren und evtl. mit etwas Wasser verdünnen.

SO WIRD'S GEMACHT

Alternativen zu Kuhmilch

Statt Kuhmilch können Sie bei allen Aufstrichen auch eine andere Flüssigkeit nehmen, beispielsweise Sahnemilch (20 % Sahne mit Wasser verdünnt), Gemüsebrühe, Pflanzencreme (z. B. Crème légère), Reis-, Hafer-, Soja-, Ziegen- oder Schafsmilch.
Ebenso können Sie statt Kuhmilchquark frischen Schafs- oder Ziegenquark verwenden. Es gibt mittlerweile immer mehr Bauern, die sich auf hervorragende Schafs- oder Ziegenmilchprodukte spezialisiert haben. Auch im Supermarkt kann man bereits gute Qualität bekommen. Bei einer Milchzuckerunverträglichkeit (Laktoseintoleranz) gibt es alle Kuhmilchprodukte auch laktosefrei im Handel. Pflanzliche Alternativen sind Hafer-, Reis-, Kokos- oder Sojamilch.

Thunfischaufstrich

▶ Für 4 Portionen
250 g Thunfisch, eingelegt · 60 ml Pflanzencreme oder Sahne (10 % Fett)

■ Abgetropften Thunfisch mit Pflanzencreme oder Sahne im Mixer oder mit dem Zauberstab fein pürieren und eventuell etwas salzen. Mit einem Eisportionierer nett anrichten und garnieren.

▶ Nährwerte pro Portion:
154 kcal   14 g E   11 g F   0 g KH   0 BE

Forellenaufstrich

▶ Für 4 Portionen
250 g Forellenfilet, geräuchert ohne Haut · 60 ml süßen Rahm (10 % Fett)

■ Die klein geschnittenen Filets im Cutter (kleiner Mixer mit rotierendem Messer) mit Sahne cremig pürieren – Würzen erübrigt sich durch den Räuchergeschmack!
■ Eine Portion anrichten, den Rest mit Klarsichtfolie abgedeckt in den Kühlschrank stellen.

▶ Nährwerte pro Portion:
92 kcal   14 g E   4 g F   0 g KH   0 BE

So verwenden Sie frische Küchenkräuter

Frischkräuter sind basisch und nicht nur in der Milden Ableitungsdiät eine wichtige Vitamin- und Mineralstoffergänzung! Sie sorgen für einen individuellen, abgerundeten Geschmack der Speisen und sind zudem äußerst dekorativ zum Garnieren. Verwenden Sie Kräuter aus biologischem Anbau!

Empfindliche Frischkräuter wie Kerbel, Koriander und Basilikum nach dem Kauf zum Aufbewahren großflächig in Alufolie einschlagen und in den Kühlschrank legen. Sie halten auf diese Art bis zu einer Woche. Oder in kleinen Töpfen kaufen und frisch ernten. Frische Kräuter bitte nicht mitkochen, sondern immer erst zuletzt dazugeben, weil sie sonst ihre Farbe verlieren. Das passiert übrigens auch, wenn Kräutersuppen oder Kräutersoßen zu lange im heißen Kochtopf zugedeckt stehen. Besonders schnell geht das bei Kerbel, Koriander, Zitronenmelisse und Basilikum. Oregano, Thymian, Rosmarin, Minze und Petersilie sind weniger empfindlich. Auch die Farbe einer roten Rübensuppe verändert sich beim Warmhalten im Dampfbad schon nach kurzer Zeit zu einem unansehnlichen Grau. Daher ohne Deckel auskühlen und bei Bedarf wieder erwärmen. Geben Sie frische Kräuter deshalb am besten erst nach dem Kochen, vor dem Pürieren bzw. Mixen der Suppen und Soßen ins Kochgeschirr oder Mixglas. Bei getrockneten Kräutern besteht diese Gefahr nicht; sie werden immer mit den Speisen mitgekocht, damit sie ihr Aroma entfalten können. Mittlerweile sind Frischkräuter aber nahezu das ganze Jahr erhältlich.

Falls Sie einmal keine frischen Kräuter bekommen sollten, gibt es die Möglichkeit, sämtliche frischen Kräuter püriert im Glas mit kalt gepresstem Öl (= Pesto) zu kaufen – beispielsweise im Bioladen. Sie können jedes Kräuterpesto aber auch selbst herstellen. Das würde ich auch empfehlen, wenn Sie z. B. einen eigenen Kräutergarten haben, wo alles in etwa zur gleichen Zeit im Übermaß wächst und Sie Vorrat schaffen können für den Winter. Mit Öl und Salz püriert halten sich frische Kräuter wochen- bis monatelang im Kühlschrank. Geschützt durch das Öl behalten sie ihren vollen Eigengeschmack.

So können Sie Ihr Pesto selbst herstellen:

- Oregano, Basilikum, Minze, Thymian, Majoran oder andere Kräuter von den Stielen zupfen und falls nötig klein schneiden. (Die Stiele können Sie für Gemüsebrühe weiterverwenden!)
- Im Cutter (Moulinex) mit kalt gepresstem Olivenöl und ausreichend Meersalz (1El pro 200-g-Glas) zu einer dicken Paste

pürieren. Eventuell $\frac{1}{3}$ Pinienkerne oder Walnüsse mitmixen.

- Die Paste in kleine Schraubgläser füllen und gekühlt aufbewahren.
- Wenn Sie ein Glas öffnen, dann immer mit einem sauberen Löffel die entsprechende Menge herausnehmen und das Glas wieder gekühlt aufbewahren.

Wenn Sie Pesto für Gemüsegerichte, Suppen oder Soßen verwenden, können Sie zumeist auf das Nachsalzen der Speisen verzichten, da die Kräuter mit Salz konserviert wurden.

SO WIRD'S GEMACHT

Küchenkräuter

Kräuter eignen hervorragend zum Variieren der verschiedensten Gerichte. Je nach Zartheit der Kräuter verwenden Sie diese im Ganzen oder zupfen die Blättchen von den Stielen. Hier die wichtigsten Küchenkräuter: Majoran, Thymian, Basilikum, Oregano, Rosmarin (hier genügt meist 1 EL), Bärlauch, Minze, Zitronenmelisse, Bachkresse, Estragon, Kerbel (hier sind 3 EL besser). Frische Kräuter immer erst zum Schluss zugeben. Sollten Sie nur getrocknete Kräuter haben, so werden diese von

Anfang an mitgekocht und dann mitgemixt. Danach wird die Suppe – falls nötig – passiert oder durchgeseiht. Bei den Rezepten wird mit vielen frischen Küchenkräutern gearbeitet. Da zumeist nur die feinen Blättchen verwendet werden, können Sie die Stiele der Küchenkräuter für die Gemüsebrühe weiterverwenden. Frischer Liebstöckel, etwas Ingwer mit Schale oder Rosmarin schmecken besonders gut in der Gemüsebrühe.

Putenbrustaufstrich oder Rinderschinkenaufstrich

▶ **Für 4 Portionen**

250 g geräucherte Putenbrust oder Rinderschinken · ca. 150 ml Pflanzencreme oder Sahne (10 % Fett)

- Zuerst die Haut von der Putenbrust oder vom Rinderschinken mit einem Messer dünn entfernen.
- Das Fleisch in kleinere Stücke schneiden und im Cutter kurz zerkleinern
- Mit Pflanzencreme oder Sahne zu einem geschmeidigen Aufstrich pürieren.
- Eine Portion anrichten, den Rest mit Klarsichtfolie abgedeckt in den Kühlschrank stellen. Vor der weiteren Verwendung immer gut durchrühren, evtl. mit wenig Wasser verdünnen.

▶ **Nährwerte pro Portion:**

110 kcal   16 g E   4 g F   1 g KH   0 BE

Sesam-Gemüse-Aufstrich

▶ **Für 4 Portionen**

200 g Karotten, geschält · 50 g Sellerieknolle, geschält · 30 g Sesam, geschält · 1 EL (5 g) Sesamöl

- Sesam in einer alten Kaffeemühle oder im Cutter fein pürieren.
- Das geschälte Gemüse in Würfel schneiden und im Kocheinsatz weich dämpfen.
- Alles zusammen im Cutter mit Sesamöl fein pürieren und leicht salzen. Der Aufstrich ist anfangs etwas weich, zieht aber im Kühlschrank an und wird fester.

▶ **Nährwerte pro Portion:**

72 kcal   2 g E   6 g F   4 g KH   0 BE

Tipp

Sie können hier auch 1 pürierte Avocado oder frischen Tofu dazumischen.

Brühen, Suppen und Soßen

Brühen, Suppen und Soßen sind wichtige Bestandteile des Speiseplans während einer Milden Ableitungsdiät. Sie sind leicht verdaulich und liefern – selbst gekocht aus wertvollen Zutaten – wichtige Nährstoffe.

Alle Basenbrühen, Gemüse- und Basensuppen können zur Arbeit mitgenommen werden. Entweder heiß in der Warmhaltekanne oder kalt abgefüllt und vor Ort warm gemacht.

Gemüsebrühe – das Kraftelixier

Die Gemüsebrühe kann als Getränk, Aufguss oder für die Basensuppe verwendet werden. Hierbei ist die gute und vor allem unbehandelte Qualität des verwendeten Gemüses das Allerwichtigste. Nehmen Sie deshalb nur Bioprodukte. Verwenden Sie in der MAD ausschließlich diese »basische« Gemüsebrühe statt »saurer« Rinder-, Hühner- oder Fischbrühe.

Um aus Gemüse eine Brühe mit intensivem und angenehmem Geschmack zu erhalten, ist die Mischung der verwendeten Gemüsesorten von großer Bedeutung. Verwenden Sie dazu kräftiges Gemüse, wie Karotten, Sellerieknolle, gelbe Rüben, Stangensellerie, Fenchel und Ähnliches. Zucchini und Auberginen sind für diesen Zweck ungeeignet. Je kleiner das Gemüse – mit der gut sauber gebürsteten Schale – geschnitten ist, desto kräftiger wird der Geschmack. Verwenden Sie dazu auch das Grün der Sellerieknolle bzw. Selleriestange, vom Fenchel oder Kohlrabi, und setzen Sie die Brühe immer kalt auf. Es gibt mehrere Möglichkeiten, die Gemüsebrühe stets auf Vorrat zu haben:

- Sie können eine größere Menge Gemüse kaufen, klein schneiden und mit dem dazugehörigen Grün in kleine Beutel verpackt einfrieren. Rechnen Sie ca. 300 g Gemüse für einen Liter. Gemüse gefroren ins kalte Wasser legen, aufkochen und 20 Minuten leicht köcheln lassen – schon ist eine frische Brühe fertig.
- Oder Sie bereiten einen größeren Topf Gemüsebrühe zu (z. B. 5 l mit 1,5 kg klein geschnittenem Wurzelgemüse) und trennen die Menge ab, die Sie für den Tag brauchen. Den Rest lassen Sie kalt werden und stellen den Topf mit der restlichen Brühe in den Kühlschrank. Hält 2–3 Tage.

- Wenn es schnell gehen muss, können Sie auch mit heißem Wasser und etwas pflanzlicher Streuwürze (ohne Glutamat oder Geschmacksverstärker) in Sekundenschnelle eine Gemüsebrühe zubereiten. Das Aroma einer mit frischem Gemüse zubereiteten Brühe wird damit aber nicht erreicht.

Der erste Auszug einer frisch angesetzten Gemüsebrühe ist stets das beste Basengetränk. Es wird nicht gesalzen und auch nicht schnell getrunken, sondern mit einem Esslöffel langsam eingenommen. Danach fühlen Sie sich frischer und gekräftigt. Diesen ersten Aufguss der Basenbrühe können Sie wie einen Gesundheitstee genießen und auch in der Thermoskanne mit ins Büro nehmen!

Der Rest der Brühe kann beliebig abgeändert und weiterverwendet werden. Sie können vor dem Absehen – falls erwünscht – ein wenig (d. h. pro Liter ½ TL) pflanzliche Gemüse-Streuwürze unterrühren, damit der Geschmack mehr abgerundet oder intensiviert wird.

Wird die Gemüsebrühe zu einer schmackhaften Gemüsebouillon mit Einlage (= Alternative zu Fleischbrühe) weiterverarbeitet, so wird sie nachträglich etwas gesalzen. Zusätzlich kommen noch ein paar Tropfen Sojasoße und 1 TL bestes, kalt gepresstes Olivenöl in die Brühe. Dann durch ein Haarsieb seihen und anrichten. Sie können jede übliche Suppeneinlage in die Brühe geben und servieren.

Das nach dem Absehen zurückbleibende Gemüse kann zur weiteren Verwendung als Aufguss für Gemüse-Basensuppen noch einmal mit kaltem Wasser aufgesetzt werden (= 2. Sud). Erst danach wird das ausgelaugte Gemüse weggeworfen. Die ungewürzte Gemüsebrühe hält sich einige Tage im Kühlschrank, sollte aber nicht eingefroren werden, weil sie sich dann verfärbt und trüb wird. Nach längerem Stehenlassen auf der Kochplatte wird die Brühe ebenfalls trüb und schärfer, daher sollte man sie besser erkalten lassen und bei Bedarf wieder erwärmen.

GRUNDREZEPT

Gemüsebrühe

▶ **Für 2 Liter**

2 l kaltes Wasser · 600 g ·frisches
Wurzelgemüse mit Schale (Fenchelknolle, Staudensellerie mit Grün,
Sellerieknolle, Petersilienwurzel,
Karotten, gelbe Rüben, Pastinaken) ·
2 Lorbeerblätter · 1 TL Pfefferkörner ·
evtl. Stiele von Frischkräutern ·
1 Bund Liebstöckel (evtl. gefroren)

- Das Wurzelgemüse unter fließendem
  Wasser sauber waschen bzw. büs-
  ten, sehr klein schneiden und mit
  dem Selleriegrün in kaltem Wasser
  aufsetzen.
- Gewürze zugeben und ca. 30 Minuten leise köcheln lassen.
- Die benötigte Menge durch ein Haarsieb seihen und als Gemüsebrühe
  bzw. Basengetränk trinken.
- Restliche Brühe mit dem Gemüse
  auskühlen lassen und im Kühlschrank aufbewahren. Immer nur
  so viel herausnehmen, wie gerade
  benötigt wird.
- Das abgeseihte Gemüse ein zweites
  Mal mit kaltem Wasser aufsetzen,
  evtl. 1TL pflanzliche Streuwürze ohne
  Glutamat und Geschmacksverstärker
  unterrühren und wie oben beschrieben weiter verwenden. Das Gemüse
  erst nach dem zweiten Aufguss
  weggeben.

▶ **Nährwerte pro Portion:**
5 kcal   0 g E   0 g F   0 g KH   0 BE

Basensuppen – Gemüsepüreesuppen

Gemüsepüreesuppen sind Basenspender und wirken auf Magen und Darm wie Heilkost. Sie sind entzündungshemmend, beruhigend und werden von Jung und Alt immer vorzüglich vertragen. Basensuppen sind die ideale Einleitung des Mittagessens und sollten während der MAD (und auch nachher) möglichst nicht fehlen. Sie lassen sich mit allen Gemüsesorten hervorragend zubereiten und schmecken einfach lecker. Beachten Sie, dass man für 1 Liter Flüssigkeit ca. 300 g festes Gemüse benötigt, um nach dem Pürieren eine leicht dickliche Suppe zu erhalten. Bei wasserreichem Gemüse wie etwa Kürbis, Zucchini oder Karotten braucht man etwa ein Drittel mehr Gemüse. Die Konsistenz kann aber auch mit ein paar mitgekochten Kartoffelstückchen entsprechend korrigiert werden. Basensuppen lassen sich übrigens auch in einem Wok gut zubereiten, sie sind in 5 bis 15 Minuten Kochzeit fertig. Bei Laktoseintoleranz bereiten Sie alle Suppen und Soßen mit laktosefreien Milchprodukten zu, die Sie mittlerweile auch im Supermarkt bekommen. Machen Sie auch nach der Kur einmal pro Woche einen Entlastungstag, an dem Sie dreimal pro Tag nur Gemüsesuppe essen. Das entspricht einer Entlastung von zumindest 35 Tagen pro Jahr. So können Sie auch etwas für Ihre Gesundheit tun und ersparen sich möglicherweise einen wochenlangen Kuraufenthalt.

Kartoffel-Basensuppe

- Geschälte Kartoffeln klein würfeln.
- In den Kochtopf geben, Gemüsebrühe (oder Wasser) zugeben, salzen, mit Majoran, Thymian, Kümmel und Lorbeerblatt würzen.
- So lange garen, bis die Kartoffeln weich sind. Lorbeerblatt herausnehmen.
- Sauerrahm mit etwas Suppe und Kräutern glatt rühren.
- Alles zusammen im Mixglas pürieren und mit Salz und Muskatnuss nachwürzen. Wenn Sie Sauerrahm verwendet haben, nicht mehr kochen!
- Eine Portion anrichten, die restliche Suppe auskühlen lassen und zugedeckt in den Kühlschrank stellen. Am nächsten Tag evtl. verdünnen, verfeinern und neu anrichten.

▶ Nährwerte pro Portion:
114 kcal   4 g E   2 g F   20 g KH   1,5 BE

Tipp
Kann zusätzlich mit 1 TL Apfelessig abgeschmeckt werden!

▶ Für 4 Tassen

250 g geschälte, mehlige Kartoffeln

ca. 1 l Gemüsebrühe (Rezept siehe Seite 77, notfalls Wasser mit 1 TL pflanzlicher Streuwürze)

je ½ TL getrockneter Majoran, Thymian und Kümmel gemahlen

1 Lorbeerblatt
etwas Meersalz

1 EL (30 g) Sauerrahm (10 % Fett) oder

2 EL (20 g) süßer Rahm (10 % Fett), oder Pflanzencreme (Crème légère)

1 TL frische, fein geschnittene Gartenkräuter (oder 1 TL Kräuterpesto)
etwas frisch geriebene Muskatnuss

79

Gemüse-Basensuppe

▶ **Für 4 Tassen**

250–300 g geschältes Ge-
müse (wahlweise
Karotten, Sellerie,
Petersilienwurzel,
Fenchel; davon
können ca. 20 %
geschälte Kartof-
feln sein)

1 l Gemüsebrühe
(notfalls Wasser
mit 1 TL pflanzli-
cher Streuwürze)

30 g Staudensellerie
mit Grün, klein
geschnitten

1 EL Olivenöl
etwas Meersalz

1 EL (30 g) Sauerrahm
(10 % Fett) oder

2 EL (20 g) süßer Rahm
(10 % Fett), evtl.

2 EL Pflanzencreme

1 EL frische Küchen-
kräuter, fein
geschnitten oder

1 TL Kräuterpesto
etwas Muskatnuss,
frisch gerieben

■ Das Gemüse klein würfeln.
■ Olivenöl in den Kochtopf geben, Gemüse und Staudenselle-
rie mit Grün darin anschwitzen, Gemüsebrühe (oder Wasser) zugeben, salzen.
■ Etwa 10 Minuten garen, bis das Gemüse weich ist.
■ Sauerrahm mit etwas Suppe glatt rühren.
■ Alles im Mixglas mit 1 EL fein geschnittenen Küchenkräutern pürieren und mit Salz und Muskatnuss abschmecken.
Bei Verwendung von Sauerrahm nicht mehr kochen!
■ Eine Portion mit frischen Kräutern garnieren und anrichten, die restliche Suppe auskühlen lassen und zugedeckt in
den Kühlschrank stellen. Am nächsten Tag oder zur nächsten Mahlzeit evtl. verdünnen und anrichten.

▶ **Nährwerte pro Portion:**
62 kcal   3 g E   2 g F   8 g KH   0 BE

Tipp

**Als optische Einlage in alle Gemüsepüreesuppen passen
separat gedämpfte kleine Kartoffel- oder Gemüsewürfel
(4 EL). Mit frischen Kräutern (1–3 EL) kann man den Geschmack der Suppe variieren. Falls keine frischen Kräuter
zur Hand sind, nehmen Sie 1 EL Pesto (siehe Seite 73).**

Superschnelle Gemüse-Basensuppe

Nur 5 Minuten Kochzeit!

- Das gewählte Gemüse klein schneiden und mit Salz in der Gemüsebrühe 5 Minuten kochen.
- Mit Kräutern, Muskatnuss und Rahm oder Sauerrahm im Mixglas oder mit dem Stabmixer fein pürieren. Eventuell noch mal abschmecken.

▶ **Nährwerte pro Portion:**

114 kcal   4 g E   2 g F   20 g KH   1,5 BE

▼ **Karottenpüreesuppe.**

▶ **Für 4 Portionen**

ca.

300–400 g Kürbis und Zucchini oder Tomaten

1 l Gemüsebrühe (notfalls Wasser mit 1 TL pflanzlicher Streuwürze oder 1 Gemüsebrühwürfel)

1 EL (30 g) Sauerrahm oder

2 EL süßer Rahm

1 TL frische, klein geschnittene Küchenkräuter oder

1 TL Kräuterpesto (siehe Seite 70) Meersalz Muskatnuss, frisch gerieben

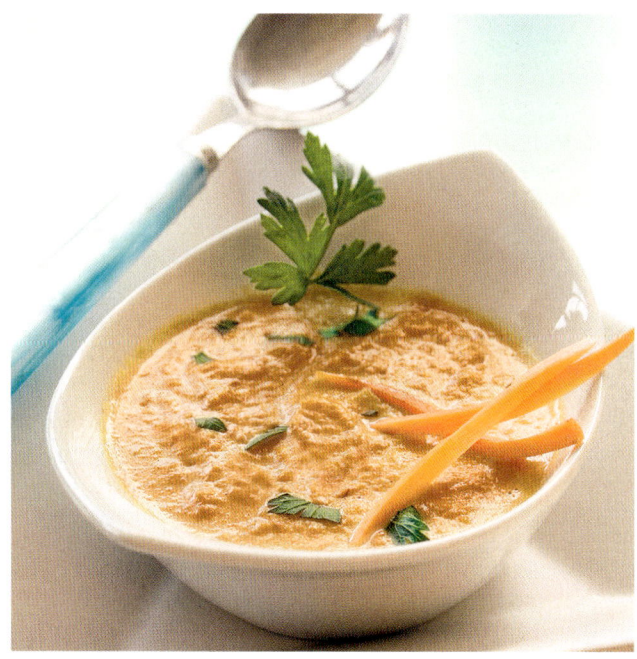

Tipps rund um die Basensuppe

Basensuppen eignen sich für mittags und abends. Sie werden ohne Lauch, Zwiebeln und schwer verdauliches Gemüse zubereitet. Um die Esskultur nach F. X. Mayr weiterhin zu üben, sollten Sie eine Schnitte Fladen oder Dinkelbrötchen dazu essen. Für unterwegs nehmen Sie das Gebäck einfach mit. Notfalls nehmen Sie ältere Brote.

Woraus macht man eine Basensuppe?

Eine Basensuppe wird entweder mit Kartoffeln, Gemüse oder beidem zubereitet. Trägt die Suppe beispielsweise den Namen Karotten-Basensuppe, so kann die Suppe bei 1 Liter Flüssigkeit aus ca. 300 g reinen Karotten gemacht werden oder zusätzlich mit 20 % Kartoffeln, um sie sämiger zu machen. Handelt es sich nicht um eine reine Kartoffelsuppe, dann sind im Sinne einer Kohlenhydratreduktion sämtliche Basensuppen ausschließlich aus Gemüse zu empfehlen – je nach Wassergehalt in unterschiedlichen Mengen. Wenn es notwendig ist, können Sie gefrorenes Gemüse für die Rezepte der Basensuppen verwenden.

Durch Pürieren binden

Basensuppen sind Gemüsepüreesuppen aus einer basischen Gemüseart oder aus Gemüsemischungen. Mit der entsprechenden Gemüsemenge auf 1 Liter Flüssigkeit können Sie selbst entscheiden, wie dick oder wie dünn Ihre Suppe sein soll. Mit dem Pürierstab werden die Suppen nicht so glatt und sämig wie im Mixglas. Allerdings hat der Zauberstab den Vorteil, dass man im Kochtopf mixen kann und kein weiteres Geschirr benötigt. Mit Frischkräutern wie Kerbel, Kresse, Rucola, Blattspinat oder Portulak können die Suppen beim Pürieren beliebig grün eingefärbt werden.

Basensuppen zum Vorkochen

Im Singlehaushalt reichen die im Rezept angegebenen 4 Tassen für zwei Tage. Essen Sie abends eine Portion, zu Mittag eine, die übrigen zwei Portionen lassen Sie abkühlen und stellen sie für den nächsten Tag in den Kühlschrank.

... zum Aufwärmen

Die Suppe vom Vortag in einen Kochtopf geben, mit etwas Gemüsebrühe oder Wasser verdünnen, heiß machen und mit Frischkräutern und evtl. 1–2 EL Sahne abschmecken.

... und zum Einfrieren

Falls nötig, können Sie die Basensuppen auch in einer größeren Menge vorkochen. Nach dem Erkalten einfrieren. Bei Bedarf langsam, unter Rühren mit dem Schneebesen heiß machen und mit frischen Küchenkräutern und 2 EL Schlagsahne noch einmal aufmixen. Falls nötig nachwürzen.

Aus Basensuppen Basensoßen herstellen

Basensuppen werden am nächsten Tag automatisch dicker. Durch geschicktes Würzen und Abschmecken mit Frischkräutern können Sie aus dicken Basensuppen auch sämtliche Basensoßen für Gemüse-, Fleisch-, Geflügel- oder Fischgerichte ableiten. Mit separat gedämpftem Gemüse oder Kartoffeln können Sie Ihre Soßen beim Aufmixen beliebig eindicken. Für den jeweils passenden Geschmack mischen Sie dann einen Teil vom entsprechenden Bratensaft dazu.

Basensuppen variieren

Das gelingt mit verschiedenen Gemüsearten und frischen Küchenkräutern oder mit in Öl eingelegten Frischkräutern. Abgeschmeckt wird mit Steinsalz oder Meersalz, mit frisch geriebener Muskatnuss oder etwas gemahlener Galgantwurzel (schmeckt wie Pfeffer und stärkt Herz und Kreislauf). Für die Optik der Suppe nehmen Sie beim Pürieren entweder Schlagsahne, Pflanzencreme, Sauerrahm oder Crème fraîche (gibt es alle auch laktosefrei). Sie können auch Hafer-, Reis- oder Kokosmilch verwenden.

Basensuppen anrichten

Um die Basensuppen aufzuwerten und optisch noch ansprechender zu gestalten, können Sie zusätzlich 1 EL geröstete Brotwürfel, gedämpfte Gemüsewürfel, gedämpfte Gemüsestreifen oder jede Form von frisch abgezupften Küchenkräutern verwenden.

Basensuppen als Energie- und Kraftspender

Wer eine gehaltvollere Suppe benötigt, um etwas Gewicht zuzulegen oder um wieder zu Kräften zu kommen, kann in die angerichtete Suppe zusätzlich 1–2 EL bestes Leinöl, kalt gepresstes Olivenöl oder andere kalt gepresste Pflanzenöle geben.

Basensoße aus püriertem Gemüse oder Kartoffeln

Eine Basensoße ist eine pürierte Gemüse- oder Kartoffelsoße. Sie wird nach der gleichen Küchentechnik hergestellt wie die Basensuppen. Sie kann ganz individuell abgewandelt und gewürzt werden, je nachdem zu welchem Gericht sie serviert werden sollen. Die Grundsoßen halten sich gut 2 Tage im Kühlschrank. Basensoßen passen entsprechend gewürzt und abgeschmeckt zu allen Gemüsegerichten, Fischgerichten und Fleischgerichten. In der Regel rechnet man 60 ml Soße pro Portion.

Sie können etwas mehr von der Basen-Grundsoße zubereiten und diese dann ungewürzt 2–3 Tage im Kühlschrank aufbewahren; bei Verwendung die benötigte Menge entsprechend würzen und mit etwas Schlagsahne verfeinern. Auch aus einer pürierten Gemüsesuppe oder Kartoffelsuppe vom Vortag (siehe Seite 79) lässt sich schnell und einfach eine Basensoße herstellen.

Für unterschiedliche Geschmacksvariationen verwenden Sie zusätzlich etwa ein Drittel des Fisch-, Fleisch- oder Gemüsesafts vom entsprechenden Hauptgericht, etwas Schlagsahne und die abgezupften Blätter von frischen, jungen Küchenkräutern, die Sie im Mixglas oder mit dem Pürierstab zusammen mit der Basen-Grundsoße gut aufmixen. Dazu können Sie genauso 1–2 TL gekauftes oder selbstgemachtes Frischkräuterpesto (siehe Seite 73) verwenden.

GRUNDREZEPT

Basensoße

▶ **Für 4 Portionen**

200–300 g Wurzelgemüse, Fenchel,
Kürbis oder ca. 150–200 g mehlige
Kartoffeln, geschält · evtl. 50 g Staudensellerie mit Grün · 10 g Butter
oder Olivenöl · 1 Bund Frischkräuter
(oder 1 EL Frischkräuterpesto) ·
2 EL Schlagsahne oder 1 EL Sauerrahm (30 g) · ca. ½ l Gemüsebrühe
oder Wasser mit ½ TL pflanzlicher
Streuwürze · etwas Meersalz und
Muskatnuss, frisch gerieben

▬ Das gewählte Gemüse oder die Kartoffeln klein schneiden, Staudensellerie mit Grün klein schneiden, Kräuter
von den Stielen zupfen.

▬ Sellerie mit Grün in einer Kasserolle
mit Butter oder Öl anschwitzen, das
Gemüse oder die Kartoffeln zugeben,
mit Gemüsebrühe oder Wasser auffüllen, salzen und weich kochen.

▬ Im Mixglas oder mit dem Pürierstab
pürieren, die Kräuter und den Sauerrahm mitmixen, mit Salz und Muskatnuss abschmecken. Falls vorhanden,
mit etwas aufgefangenem Saft vom
Fisch- oder Fleischgericht mischen.

▬ Restliche Basensoße abkühlen
lassen, umschütten und zugedeckt

im Kühlschrank aufbewahren. Vor der
weiteren Verwendung die Basensoße
falls nötig mit etwas Gemüsebrühe
verdünnen und abschmecken. Halten
Sie die Soße ruhig etwas dicker,
damit Sie die Möglichkeit für weitere
Verfeinerungen haben. Verdünnt werden kann immer, bei Fischgerichten
auch mit etwas Weißwein. Umgekehrt ist es etwas schwieriger – da
brauchen Sie gedämpftes Gemüse
oder Kartoffeln, um einzudicken.

▶ **Nährwerte pro Portion:**

64 kcal   1 g E   3 g F   8 g KH
0,5 BE

▼ **Basensoße**

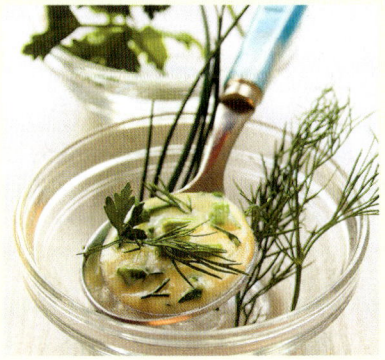

Tipps rund um die Basensoße

Beim Zubereiten der Basensoße verwenden Sie als Aufguss – wie bei der Basensuppe – eine gut schmeckende Gemüsebrühe. Dazu reicht der zweite Aufguss der Brühe (siehe Rezept Seite 77). Notfalls können Sie aber auch hier heißes Wasser mit etwas pflanzlicher Streuwürze (1 TL auf 1 l Wasser) verwenden.

Mit Gemüse zubereitet haben die Basensoßen am wenigsten Kalorien, mit Kartoffeln etwas mehr. Allerdings sind die Soßen auf Kartoffelbasis besonders sämig und schmecken neutral. Im Nu nehmen solche Grundsoßen den Geschmack der Kräuter an. Sie können auch zur Hälfte Gemüse und zur Hälfte Kartoffeln verwenden. Grundsätzlich sollten Sie die Basensoße etwas dicker halten, damit sie hinterher noch verfeinert werden kann. Durch das Zugeben von etwas Bratensaft, Gemüsebrühe oder Wein bei Fischsoßen kann dann entsprechend korrigiert werden. Sehr gut eignen sich für solche Soßen Knollensellerie, Pastinaken, Karotten oder Kürbis. Mit dem Grundrezept für die Basensoße können Sie auf sämtliche evtl. bestehenden Lebensmittelunverträglichkeiten konsequent eingehen. Sie müssen nur das geeignete Gemüse auswählen.

Basensoße zu Gemüsegerichten

Wird die Basensoße zu Gemüsegerichten serviert, so mischt man etwa ein Drittel des Gemüsesuds dazu, der beim Dämpfen der Gemüsezubereitung entstanden ist. Verfeinert wird mit Frischkräutern, eingelegten Frischkräutern (Pesto) und evtl. etwas gemahlenem Galgant oder frischer Ingwerwurzel.

Basensoße zu Fleischgerichten

Wenn die Basensoße zu Fleischgerichten gereicht wird, so wird der abgelaufene Fleischsaft des Bratens oder Geflügels bis zu einem Drittel der Grundsoße beigemischt. Sollten Sie ein Fleischstück in der Pfanne braten, dann wird das Fleisch nach dem Braten herausgenommen und der Bratensaft mit der Basensoße abgelöscht. Mit einem Schneebesen gut verrühren und evtl. mit etwas Gemüsebrühe korrigieren, mit Schlagsahne und Kräutern verfeinern.

Basensoße zu Fischgerichten

Bei Fischgerichten geben Sie etwas Weißwein, Basilikum und ein Drittel des abgelaufenen Fischsaftes (Fond) dazu. Wird der Fisch portionsweise in der Pfanne gebraten, dann gießen Sie auch hier mit der Basensoße auf, wie bei den Fleischgerichten.

Basensoße bei Kuhmilchunverträglichkeit

Aus Erfahrung eignet sich bei Laktoseintoleranz Schlagsahne relativ gut. Sie können aber alle Milchprodukte im Handel ohne Milchzucker (laktosefrei) bekommen. Verwenden können Sie auch Schafs- oder Ziegenmilch (nicht laktosefrei). Als weitere Kuhmilchalternative gibt es noch Pflanzencreme im Handel (z. B. Crème légère).

Kalorienarme Basensoße

Die kalorienärmste Basensoße machen Sie mit reinem Gemüse. Auch wenn Sie gerade keine Basensoße fertig haben, gibt es eine Möglichkeit, Gemüse zu binden: weich gedämpftes Gemüse wird mit so viel Flüssigkeit gemixt bzw. püriert, bis eine dickliche Gemüsesoße entsteht. Die wird dann genauso verfeinert und abgeschmeckt wie obenstehend die Basen-Grundsoße. Dadurch können Sie notfalls völlig auf Fett verzichten oder die Fettauswahl und Fettmenge entsprechend steuern. Auf diese Art lassen sich die klassische Mehlschwitze und Béchamelsoße völlig vermeiden und das Gemüse wird bekömmlicher. Auch ein Kompromiss – halb Gemüse, halb Kartoffel – wäre schon von Vorteil.

Gemüsegerichte – Stufe I

Alle im Rezeptteil angeführten Gemüsegerichte eignen sich hervorragend als besonders leicht verdauliche, kohlenhydratarme Mittags- oder Abendmahlzeit. Auch sie tragen zur Entschlackung bei. Gemüse ist aber auch als Vorspeise oder Beilage zu Fisch- oder Fleischgerichten zu empfehlen. Dadurch werden die Eiweißgerichte – im Sinne einer Trennkost – leichter bekömmlich. Machen Sie auch nach der Kur einmal pro Woche einen Entlastungstag, an dem Sie nur Gemüse essen. Das entspricht einer Entlastung von zumindest 35 Tagen pro Jahr. So können Sie auch etwas für Ihre Gesundheit tun und ersparen sich möglicherweise einen wochenlangen Kuraufenthalt.

Gedämpftes Gemüse ist schnell frisch zubereitet, am besten im Kocheinsatz oder im Dampfgerät. Die Zubereitung beeinflusst in erheblichem Maße den ernährungsphysiologischen Wert eines Lebensmittels. Beim Garen von Lebensmitteln sind Vitaminverluste nicht zu vermeiden, doch sie können entscheidend minimiert werden. Darum: die richtige Gartemperatur wählen und so kurz wie möglich garen! Dünsten oder Dämpfen erhalten am meisten Vitamine und Nährstoffe, sie sind daher die wertvollsten Garmethoden für alle Gemüsesorten! Kochen in Salzwasser, blanchieren oder kalt abschrecken und in Eiswasser geben, wie es in der internationalen Gastronomie üblich ist, laugt die Nährstoffe aus und ist zu vermeiden.

Tipp

Sämtliche Gemüsegerichte können Sie auch für den nächsten Tag auf Vorrat garen, zur Arbeit mitnehmen und dort im Kocheinsatz oder in der Wokpfanne warm machen. Frisch gedämpft bleibt aber frisch gedämpft!

Vorspeisen – Antipasti

Gedämpftes Gemüse eignet sich wunderbar als Antipasto. Mit Kräutern und Öl mariniertes Gemüse gehört in großer Vielfalt zum Angebot der italienischen Küche. Weich gegartes Gemüse, frische Kräuter und bestes kalt gepresstes Öl – so einfach ist das Rezept. Mit zartgrünem, duftendem Olivenöl übergossen, kann man von der Karotte über Fenchel bis zum Spinat aus jedem Gemüse eine Köstlichkeit zubereiten, die wiederum im Kühlschrank 1–2 Tage aufbewahrt werden kann. Als Antipasti werden sie leicht erwärmt und evtl. mit einem Stück Fladenbrot genossen.

Beilagen

Als Beilage kann man alle angeführten Gemüsegerichte zu einer kleinen (!) Portion gedämpfter Kartoffelscheiben, Nudeln, Reis oder Getreide servieren. Achten Sie dabei darauf, dass das Gemüse im Verhältnis zu den Kohlenhydraten immer zwei Drittel ausmacht. Auch bei Fisch- oder Fleischgerichten sollte im Sinne einer Kohlenhydratreduktion besser nur Gemüse als Beilage serviert werden. Das hilft bei Verdauungs- und Gewichtsproblemen und sorgt für einen ausgeglichenen Säure-Basen-Haushalt.

Tiefkühlgemüse

Frischgemüse ist natürlich das beste Gemüse. Tiefkühlgemüse hat einen Wertigkeitsverlust von etwa 10 Prozent. Notfalls können Sie daher gefrorenes Gemüse kaufen und für diverse Rezepte verwenden. Es gibt im Handel bereits fertiges, tiefgefrorenes Wurzelgemüse und vielerlei Gemüsemischungen. Achten Sie dabei auf beste Qualität und kaufen Sie das Gemüse natur, also ohne Butter und weitere Zusätze, wie etwa

Glutamat. Das Tiefkühlgemüse (nach Packungsangabe) in einer Wokpfanne oder Kasserolle mit etwas Gemüsebrühe dünsten.

Leckere Gemüsevariationen MAD I

Alle Gemüsesorten werden zunächst wie im Grundrezept auf der folgenden Seite gedämpft und dann mit Kräuterpesto oder anderen Zutaten gewürzt:

- Zucchinigemüse mit 1 EL bestem Leinöl und 1 TL Basilikumpesto
- Karottengemüse mit 1 TL Pesto von Kräutern der Provence
- Gelbe Rüben mit 1 EL bestem Walnussöl und 1 TL Oreganopesto
- Sellerieknolle mit 1 EL bestem Olivenöl und 1 TL Majoranpesto
- Mangoldspinat mit 2 EL Basensoße und 1 TL Mandelmus
- Fenchelgemüse mit 1 EL bestem Rapsöl und 1 TL Fenchelkraut
- Pastinaken mit 1 EL bestem Leinöl und 1 TL Petersilienpesto
- Auberginenwürfel mit 1 EL bestem Hanföl und 3 EL Tomatenpesto
- Blattspinat mit 2 EL Basensoße und 1 TL Mandelmus
- Chicorée mit 2 EL Tomatenpesto und 1 TL Basilikum

GRUNDREZEPT

Gemüse gedämpft

▶ **Für 2 Portionen**

300–500 g Gemüse, wie Karotten, Petersilienwurzeln, Sellerie, gelbe Rüben, Fenchel oder Pastinaken · ca. $^1/_{16}$ l Kräuter-Basensoße (Rezept Seite 85), notfalls dicke Basensuppe vom Vortag (Rezept Seite 79) · Meersalz · Muskatnuss, frisch gerieben

■ Das geputzte Gemüse in gleichmäßig dicke Scheiben schneiden und in einen gelochten Kocheinsatz geben. Im Dampfgerät etwa 10–15 Minuten weich garen.

■ Oder etwas Wasser in einen Topf geben und den Kocheinsatz mit Füßchen hineinstellen, zudecken und das Gemüse weich dämpfen. Das Wasser weiterverwenden. Auch in der Wokpfanne lässt sich Gemüse im Bambuseinsatz dämpfen oder mit etwas Gemüsebrühe weich dünsten.

■ Das trocken gegarte Gemüse mit der dicklichen Basensoße oder Suppe in einer Pfanne oder Kasserolle schwenken, salzen, mit Frischkräutern würzen, nochmals durchschwenken und servieren.

▶ **Nährwerte pro Portion:**

53 kcal   2 g E   0 g F   10 g KH
0 BE

Tipp

Wenn Sie weder Suppe noch Soße zum Binden haben, dann lassen Sie das Gemüse einfach natur und geben 1 EL bestes kaltgepresstes Leinöl oder Olivenöl darüber. Auch lecker schmeckt das Gemüse mit 1 TL Kräuterpesto (siehe Seite 70).

Blattspinat mit Wurzelgemüse

- Das Wurzelgemüse putzen, schälen und in Stifte schneiden. Im Dampfgerät oder Kocheinsatz weich dämpfen, oder in der Wokpfanne oder Kasserolle mit etwas Gemüsebrühe weich dünsten.
- Die gewaschenen und gut abgetropften Spinatblätter (junger Spinat mit Stielen) über das Gemüse verteilen und 1–2 Minuten zusammenfallen lassen. Alles mit Salz und Muskatnuss würzen. Bei Zubereitung im Wok nach dem Garwerden des Gemüses den Spinat, Basensoße und Mandelöl untermischen und gut würzen.

▶ Nährwerte pro Portion:

84 kcal   4 g E   2 g F   11 g KH   0 BE

▶ Für 2 Portionen

300 g	Wurzelgemüse (Karotten, Sellerie, gelbe Rüben)
200 g	frische Spinatblätter
60 ml	Basensoße
	Meersalz
	Muskatnuss, frisch gerieben
1 TL	(3 g) Mandelöl, kalt gepresst

Tipp

Die weitverbreitete Ansicht, Spinat sei besonders eisenreich, beruht leider auf einem Kommafehler. Dennoch ist Spinat gesund! Da Blattspinat ohnehin in 1–2 Minuten gar ist, sollte er nicht blanchiert oder in Eiswasser gelegt werden, er wird dadurch entwertet. Leider ist diese Einsicht in der Spitzengastronomie noch nicht angelangt.

Karotten mit gelben Rüben, Ingwer und Rucola

▶ **Für 2 Portionen**

500 g Wurzelgemüse
2 EL Rucola oder Kresse, klein geschnitten
60 ml Basensoße (Rezept Seite 84)
1 EL (5 g) bestes, kalt gepresstes Olivenöl
Meersalz
½ TL geschälte und frisch gehackte Ingwerwurzel

- Gemüse putzen, waschen, schälen und in Scheiben schneiden.
- Im Dampfgerät oder Kocheinsatz weich dämpfen oder in der Wokpfanne mit etwas Gemüsebrühe weich dünsten.
- Mit 2 EL klein geschnittenem Rucola und Basensoße mischen und mit Salz und frischem Ingwer würzen.
- Das lauwarme Gemüse mit 1 EL kalt gepresstem Olivenöl übergießen.

▶ **Nährwerte pro Portion:**
102 kcal   3 g E   3 g F   15 g KH   0 BE

Gemüsesalat mit Rosmarin und Basilikum

▶ **Für 2 Portionen**

500 g gemischtes Gemüse (Karotten, Sellerie, gelbe Rüben, Staudensellerie mit Grün)
2 EL Kräuterpesto
Meersalz
frischer Rosmarin, fein geschnitten, frische Basilikumstreifen
1 EL Olivenöl
1 EL Balsamicoessig

- Das Gemüse putzen, schälen und in Scheiben schneiden.
- Im Dampfgerät oder Kocheinsatz dämpfen oder in der Wokpfanne mit etwas Gemüsebrühe dünsten, bis es weich ist.
- Kurz abkühlen lassen und noch warm mit Kräutern, Salz, Öl und Essig anmachen.

▶ **Nährwerte pro Portion:**
117 kcal   5 g E   5 g F   13 g KH   1 BE

Tipp

Je bunter der Gemüsesalat, desto schöner und appetitanregender! Sie können unter das gedämpfte Gemüse zur Spargelzeit auch grüne und weiße Spargelstücke, Mangoldspinat, frische Champignons, Tomaten oder kurz angebratene Auberginenwürfel mischen.

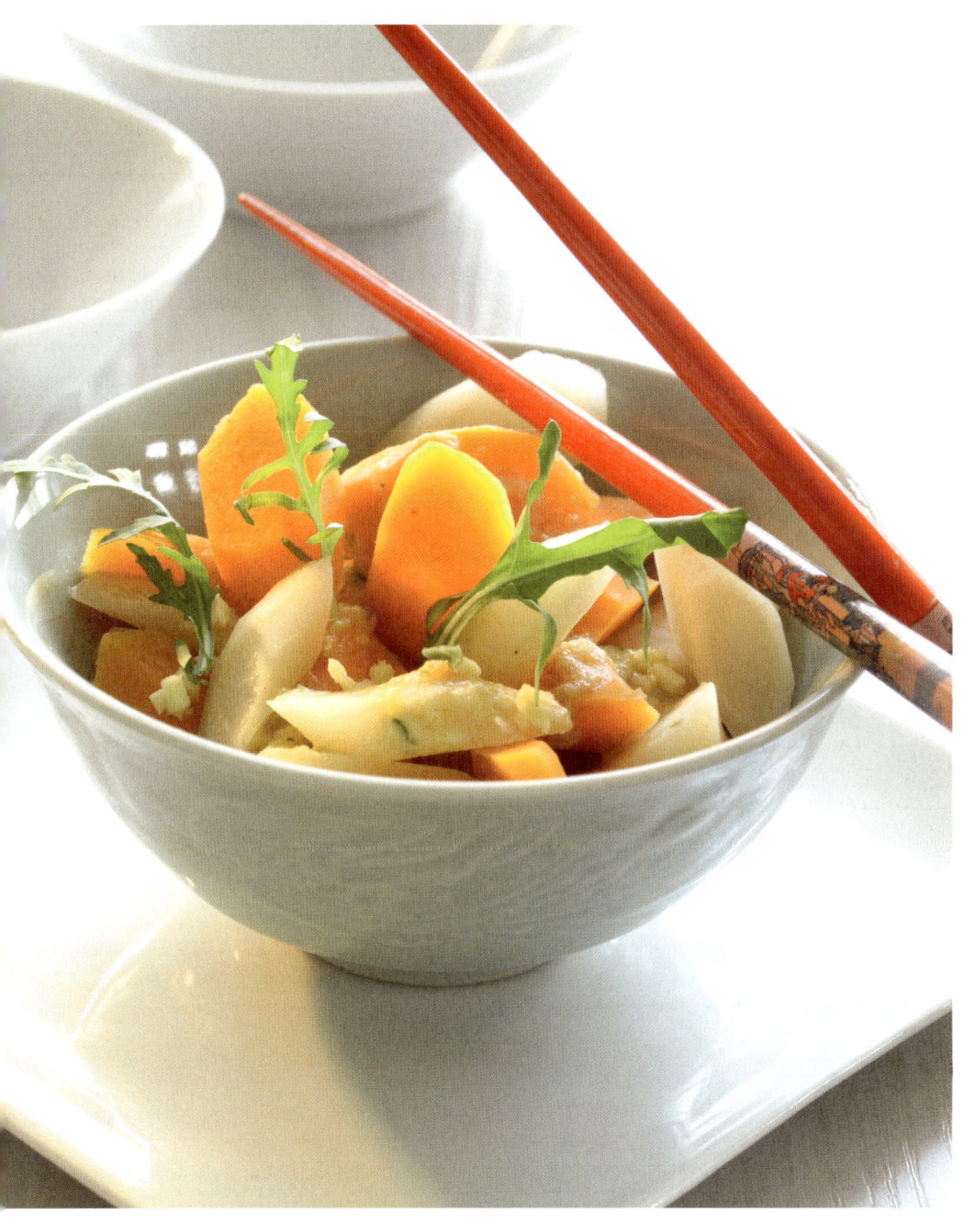

Stangensellerie mit Gemüse und Hanföl

▶ **Für 2 Portionen**

200 g Staudensellerie mit Grün · 300 g Wurzelgemüse (Karotten, gelbe Rüben, Pastinaken) · 1 TL (3 g) Hanföl oder anderes Pflanzenöl, kalt gepresst · 60 ml Basensoße (Rezept Seite 84) · Meersalz · Muskatnuss, frisch gerieben

- Die Selleriestangen waschen und falls nötig mit einem kleinen Messer von den feinen Fäden befreien.
- Das Grün grob schneiden und für später aufbewahren.
- Das Wurzelgemüse in Scheiben schneiden oder klein würfeln, den Staudensellerie in längliche Stücke schneiden.
- Zuerst das Wurzelgemüse im Kocheinsatz weich dämpfen, Sellerie erst später dazugeben. Oder alles in der Wokpfanne mit etwas Gemüsebrühe weich dünsten.
- Das Gemüse mit kalt gepresstem Hanföl beträufeln und mit Selleriegrün und Basensoße mischen. Mit Salz und Muskatnuss abschmecken.

▶ **Nährwerte pro Portion:**
78 kcal   6 g E   3 g F   24 g KH   0 BE

Fenchelgemüse mit Tomaten

▶ **Für 2 Portionen**

500 g junge, zarte Fenchelknollen mit Grün · ⅛ l Basensoße (Rezept Seite 84) · 200 g gewürfelte Tomaten, evtl. geschält und entkernt · 1 EL (5 g) kalt gepresstes Mandelöl · Meersalz

- Das Fenchelgemüse putzen, dabei das Grün grob schneiden und zur Seite stellen.
- Die Knollen halbieren und im Dampfgerät oder Kocheinsatz weich dämpfen oder mit etwas Gemüsebrühe im Wok oder in der Kasserolle weich dünsten.
- Das Fenchelgrün und die Basensoße untermischen und mit Meersalz würzen.
- Zuletzt die erwärmten Tomaten und das Mandelöl darübergeben.

▶ **Nährwerte pro Portion:**
73 kcal   5 g E   5 g F   21 g KH   0 BE

Tipp

Gedämpfte oder gedünstete Fenchelknollen können Sie auch mit etwas grob geriebenem Schafs- oder Ziegenkäse bestreuen. Warm serviert passen auch sämtliche Aufstriche dazu (siehe Seite 69 ff.).

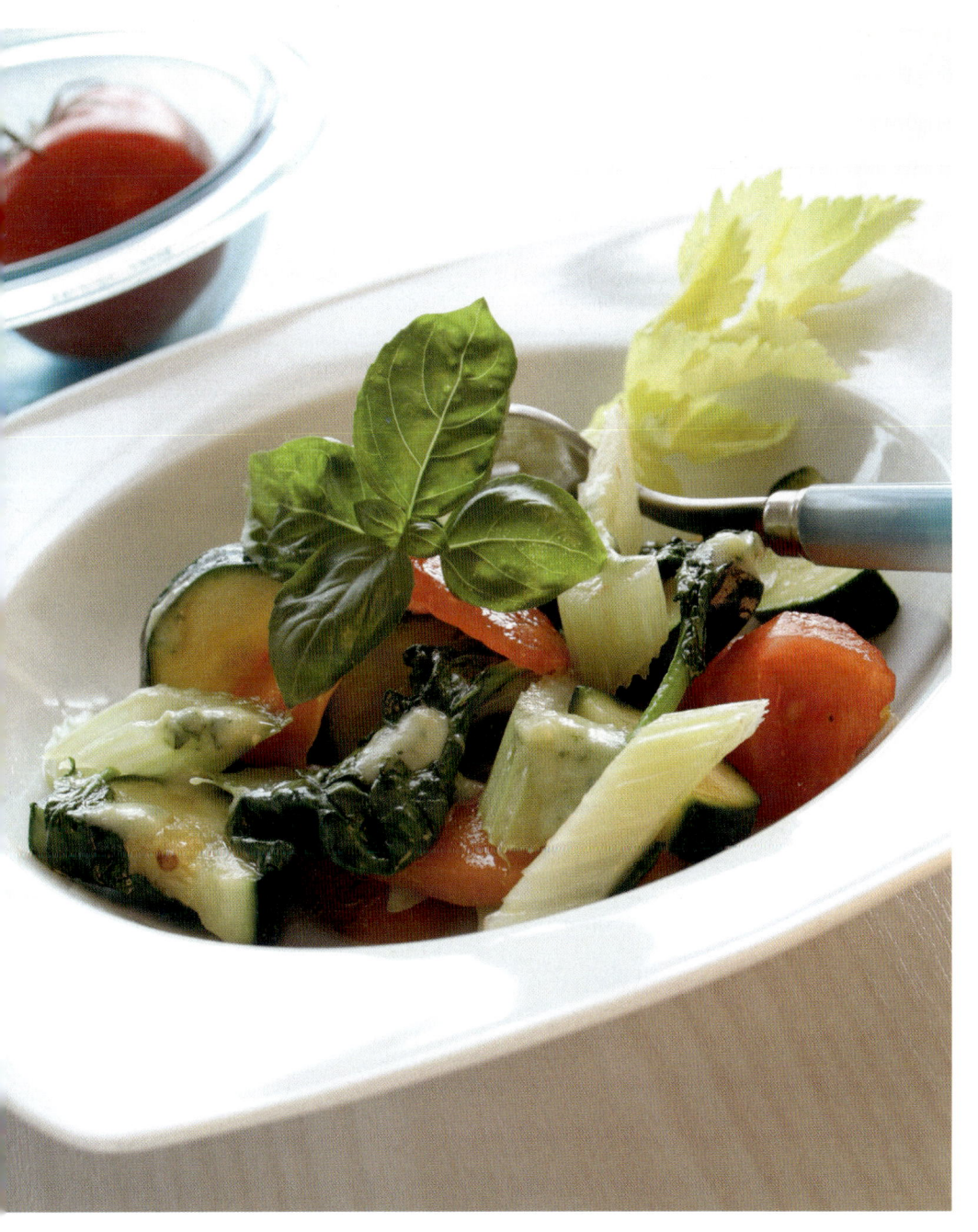

Kartoffelgerichte – Stufe I

Kartoffeln sind basisch, entwässern, entgiften und entschlacken. Da Kartoffeln neutral schmecken, lassen sie sich mit guten Ölen und Kräutern zu einer sehr leicht bekömmlichen, kaliumreichen Kraftspeise verwandeln. Ein Kartoffelbrei schmeckt während der Kur zu Mittag, aber auch nach der Kur als besonders leichtes Abendessen. Ein frisch gemachter Kartoffelbrei ist in 15–20 Minuten fertig und kann vielfältig abgewandelt werden, siehe Seite 96. Falls erforderlich, kann der Brei mit kalt gepressten Pflanzenölen, Nüssen, Mandeln, Butter und Schlagsahne aufgewertet werden. Für ganz Eilige gibt es im Handel sogar biologische Kartoffelflocken zu kaufen, womit es noch schneller geht. Das sollte aber – falls überhaupt – nur gelegentlich zum Tragen kommen. Die Flocken werden mit Milch zum Kochen gebracht und gewürzt (siehe dazu Kochanweisung auf der Packung) – fertig ist der Grundbrei!

Leckere Beilagen für den Kartoffelbrei

Pro Beilage rechnen Sie ca. 120 g Gemüse. Zu Kurbeginn sollten Sie immer nur eine Gemüsesorte verwenden, um die Verträglichkeit zu prüfen. Gemischt wird das Gemüse mit Kräutern. Siehe dazu auch selbst gemachtes Kräuterpesto Seite 73.

- gebratene Zucchinischeiben mit 1 TL Basilikumpesto
- gedämpfte Karottenscheiben mit 1 TL eingelegten Kräutern
- Scheiben von gelben Rüben mit 1 TL Oreganopesto
- gedämpfte Sellerieknolle mit 1 TL Majoranpesto
- gedünstetes Fenchelgemüse mit 1 TL Fenchelkraut
- gedämpfte Pastinakenscheiben mit 1 TL Petersilienpesto
- gebratene Auberginenwürfel mit 3 EL Tomatenpesto
- Scheiben von Karotten und gelben Rüben (Rezept Seite 92)
- gedämpftes Fenchelgemüse mit Tomaten (Rezept Seite 94)
- Auberginenragout mit Schafskäse (Rezept Seite 163)

GRUNDREZEPT

Kartoffelbrei

▶ **Für 2 Portionen**
250 g mehlige Kartoffeln, geschält ·
10 g Butter · ca. ⅛ l Sahnemilch
(Milch mit 2 EL (20 g) Sahne) · Meersalz · Muskatnuss, frisch gerieben

■ Die Kartoffeln klein schneiden,
im Dampfgerät oder Kocheinsatz
weich dämpfen und durch eine
Kartoffelpresse drücken oder gut
zerstampfen.
■ Die Milch mit der Butter erwärmen
und die Stampfkartoffeln schnell
mit dieser heißen Milchmischung
verrühren. Mit Salz und Muskatnuss
abschmecken.

▶ **Nährwerte pro Portion:**
166 kcal   5 g E   6 g F   22 g KH
2 BE

Tipp

**Die Kartoffeln können auch mit
der Schale im Kocheinsatz gedämpft, dann gepellt und durch-
gedrückt werden. Der Kartoffelbrei ist gewissermaßen eine
Alternative zum Getreidebrei. Sie
können ihn für sich oder mit den
unten angeführten Gemüsebeilagen servieren. Richten Sie so an,
als seien es Scampi und essen Sie
auch so!**

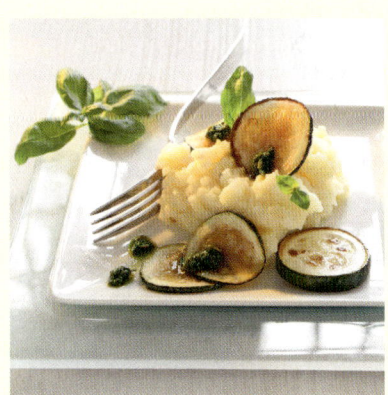

▶ **Kartoffelbrei mit Zuchinischeiben
und Basilikumpesto.**

Tipps rund um den Kartoffelbrei

Kartoffeln, in Österreich auch Erdäpfel genannt, sind aus unseren Küchen nicht mehr wegzudenken. Sie enthält wertvolle Kohlenhydrate (15 g KH pro 100 g) und ist eiweißarm (2 g E pro 100 g). Daneben enthält der Erdapfel viel Kalium – und wirkt daher entwässernd – sowie Kalzium und Spurenelemente wie Zink und Selen. Besonders in Kombination mit Ei hat die Kartoffel eine hohe biologische Wertigkeit. Selen ist ein sogenanntes Antioxidans und wirkt gegen freie Radikale, die Zellmembranen zerstören. Damit wird Selen unter anderem eine schützende Wirkung vor Krebs zugeschrieben. Die Zubereitung ist für die Verdaulichkeit und Nährwerterhaltung entscheidend.

Kartoffelbrei zubereiten

Wenn Kartoffeln für Kartoffelbrei mit dem Pürierstab püriert werden, dann wird der Kartoffelbrei meist klebrig und zäh, er zieht sich wie Kaugummi. Daher besser einen Kartoffelstampfer oder die gute, alte Kartoffelpresse zum Zerkleinern verwenden.

Kartoffelbrei als schnelle Basensoße

Aus dem Kartoffelbrei können Sie ganz einfach eine Basensoße ableiten. Sie geben ein Drittel vom Natursaft eines frisch gebratenen Hühnchens, von Fleisch oder Fisch dazu und verdünnen mit so viel Gemüsebrühe, dass eine sämige Basensoße entsteht. Zusätzlich können Sie diese Soße dann noch mit Frischkräutern, Kräuterpes-

to und 2 EL (20 g) Sahne vermengen und abschmecken.

Kartoffelbrei aufbewahren

Sie können den erkalteten Kartoffelbrei für kurze Zeit zugedeckt im Kühlschrank aufbewahren. Da er dadurch fest wird, am besten in einer großen, flachen Kasserolle oder Pfanne mit Milch oder Gemüsebrühe verrühren und wieder erwärmen. Danach erneut abschmecken und mit entsprechender Beilage oder Gemüse servieren.

Kartoffelbrei einfrieren

Notfalls können Sie den Kartoffelbrei mit dem Gemüse zusammen einfrieren und wie oben stehend erwärmen.

Folien- und Pellkartoffeln

Folien- und Pellkartoffeln eignen sich als Mittagessen, nach der Kur auch als leichtes Abendessen. Pro Portion rechnet man eine mittelgroße Kartoffel (ca. 200 g). Am besten eignen sich mittelfeste bzw. mehlige Sorten.

Folienkartoffeln: Die Kartoffeln werden unter fließendem Wasser sauber gebürstet, in Alufolie gewickelt und im Backofen bei 200 °C ca. eine Stunde gebacken. Danach der Länge nach einschneiden, etwas aufbrechen und mit entsprechender Gemüseeinlage – siehe unten – oder mit Sauerrahm bzw. Aufstrichen gefüllt servieren. Sie können die Kartoffeln in Folie auch einige Zeit warm halten oder am Morgen vorkochen, auskühlen lassen und dann abends im Kocheinsatz über Dampf oder im Dampfgerät wieder erwärmen. Frisch bleibt aber frisch!

TiPP

Kartoffeln können Sie vorkochen und im Büro im Kocheinsatz mit Dampf warm machen. Dazu eigenen sich auch die Brotaufstriche Seite 69–74. Das Gemüse in der Wokpfanne heißmachen.

Pellkartoffeln: Die gesäuberten Kartoffeln werden mit der Schale im Kocheinsatz oder im Dampfgerät weich gedämpft.

Leckere Füllungen für Folienkartoffeln oder Beilagen zu Pellkartoffeln

Nehmen Sie zu Kurbeginn nur eine Gemüsesorte!

- angebratene Zucchiniwürfel mit 1 TL Basilikumpesto
- gedämpfte Karottenscheiben mit 1 TL Kräuterpesto
- gedämpfte gelbe Rübenstreifen mit 1 TL Oreganopesto
- gedämpfte Sellerieknolle in Würfeln mit 1 TL Majoranpesto
- gedämpfter Mangoldspinat mit 1 TL Mandelmus
- gedämpfte Streifen vom Fenchelgemüse mit 1 TL Fenchelkraut (Rezept Seite 94)
- gedämpfte Pastinaken mit 1 TL Petersilienpesto
- angebratene Auberginenwürfel mit 3 EL Tomatenpesto
- gedämpfter Blattspinat mit 1 TL Mandelmus oder mit Wurzelgemüse (Rezept Seite 91)
- gedämpfter Chicorée mit 2 EL Tomatenpesto und 1 TL Basilikum

- Gemüsesalat mit Rosmarin und Basilikum (Rezept Seite 92)
- Karotten und gelbe Rüben mit Rucola (Rezept Seite 92)

In die Folienkartoffeln oder zu den Pellkartoffeln passen auch sehr gut sämtliche Aufstriche (Rezepte ab Seite 69) als Füllung oder Beigabe. Rechnen Sie pro Portion 40 g Aufstrich. Sie können die Pellkartoffeln auch in dickere Scheiben schneiden und die Aufstriche in einer kleinen Schüssel dazu servieren.

Sauerrahmsoßen zu Pell- und Folienkartoffeln

▶ **Für 2 Portionen**

2 EL (= 60 g) Sauerrahm · 1 EL Leinöl oder Olivenöl, kaltgepresst, oder 1 EL Basilikumpesto bzw. Pesto von Kräutern

- Den Sauerrahm mit den Zutaten gut verrühren.
- In die aufgebrochene Kartoffel geben oder separat dazu servieren.

Im Kühlschrank halten sich diese Soßen gut zugedeckt 2–3 Tage.

Selbst gemachte Kartoffelgnocchi und -nudeln

Für selbst gemachte Gnocchi werden gebackene Folienkartoffeln verwendet. Durch das Backen verlieren Kartoffeln Feuchtigkeit und Sie benötigen weniger Mehl für den Teig. Mit einem Backofentimer können Sie gut vorarbeiten, wenn sich der Ofen nach einer Stunde selbst ausschaltet. Bei Zeitmangel lassen Sie die fertigen Kartoffeln in der Folie im ausgeschalteten Backrohr liegen, bis Sie dazu kommen, den Teig zuzubereiten. Sie sollten aber noch warm sein.

Möchten Sie Gnocchi für den nächsten Tag vorbereiten, dann nach dem Kochen erkalten lassen und bei Gebrauch in einer beschichteten Pfanne mit wenig Öl und Butter knusprig anbraten. Die Gnocchi können – beispielsweise im Büro – auch in der Wokpfanne heiß gemacht werden. Sie können die vorgekochten Gnocchi auch auf eine Platte legen und im Tiefkühlfach schockfrosten. Danach in kleinen Gefäßen mit Deckel einfrieren.

Diese Kartoffelgnocchi sind nicht zu vergleichen mit gekauften Gnocchi, die glasig aussehen und pappig schmecken.

GRUNDREZEPT

Köstliche Kartoffelgnocchi

▶ **Für 4 Portionen**

650–700 g mehlige Kartoffeln · 200–250 g frisch gemahlenes, feines Dinkelvollwertmehl · 1 Hühnerei (oder 2 Eidotter) · 50–100 g Dinkel- oder Weizengrieß · Meersalz · Muskatnuss, frisch gerieben · 20 g Butter · 20 g frischer Rucola · 20 g frisch geriebener Parmesan

■ Die Kartoffeln mit einer Bürste unter fließendem Wasser gut waschen, abtrocknen, in Alufolie wickeln und im vorgeheizten Ofen bei 200 °C ca. 1 Stunde backen.

■ Herausnehmen, die Folie entfernen und die Kartoffeln pellen.

■ Die warmen Kartoffeln durch eine Kartoffelpresse auf die Arbeitsplatte drücken, in der Mitte eine Mulde machen, Ei, Mehl, Salz und Grieß hineingeben und alles zu einem glatten Teig verkneten. Dabei mit einer Teigkarte von außen nach innen arbeiten. Zuletzt mit den bemehlten Händen durcharbeiten.

■ Den Kartoffelteig zu dünnen Strängen von etwa 2 cm Dicke rollen und gut mit Mehl bestäuben. Davon mit der Teigkarte ca. 1 cm starke Scheiben abstechen und diese wieder mit Mehl bestäuben.

■ Die Gnocchi oder Nudeln nun in kleinen Portionen nacheinander in sprudelnd kochendes Salzwasser einlegen und köcheln lassen, bis sie an die Oberfläche steigen. Machen Sie erst ein Probegnocchi, dann können Sie die Masse noch mit Mehl korrigieren.

■ Mit einem Schaumlöffel herausheben, gut abtropfen lassen und in einer beschichteten Pfanne mit zerlassener Butter und grob geschnittenem Rucola schwenken.

■ Anrichten, mit Parmesan servieren.

▶ **Nährwerte pro Portion:**

428 kcal   15 g E   9 g F   4 g KH   5 BE

TIPP

Mit Salbeistreifen in etwas Butter geschwenkt sind Gnocchi ebenfalls ein Genuss! Zu den Gnocchi passen die gleichen Gemüsebeilagen wie zu den Folien- oder Pellkartoffeln (siehe Seite 99). Sie können das Gemüse zusätzlich mit 2–3 EL Basensoße (Rezept Seite 85) binden.

Polentagerichte – Stufe I

Für die folgenden Gerichte können Sie entweder Polenta (= Maisgrieß) verwenden oder frisch geschrotete Maiskörner. Dazu brauchen Sie eine Mühle. Wenn etwas gekochte Polenta übrig bleibt, den Rest in eine kalt ausgespülte Form geben, erkalten lassen und für den Abend oder den nächsten Tag im Kühlschrank aufbewahren. Danach stürzen, in Scheiben schneiden und kurz anbraten.

Zu Polenta passen die gleichen Gemüsebeilagen wie zu den Kartoffelgerichten. Zu Beginn der Kur bitte nur eine Gemüsesorte verwenden! Geputztes und gewaschenes Gemüse klein schneiden und im Kocheinsatz über Dampf oder im Dampfgerät weich garen. Mit etwas Basensoße und den frisch geschnittenen Küchenkräutern vermischen und gut abschmecken. Zum Anrichten eignet sich gut ein Portionierer, wie beim Eis oder eine ausgespülte Form.

Polenta ist im Büro in etwa 15 Minuten fertig, wenn Sie dort eine Kochgelegenheit haben. Alternativ kann man sie ausgekühlt mitnehmen, in Scheiben schneiden und ohne Fett in der beschichteten Pfanne beidseitig kurz anbraten.

GRUNDREZEPT

Polenta

▶ **Für 2 Portionen**
  1 Tasse (120 g) Maisgrieß oder frisch geschroteter Mais · ca. 2 Tassen (200 ml) Gemüsebrühe oder Milch (auch Schafs- oder Ziegenmilch) oder je zur Hälfte Gemüsebrühe und Milch oder $2/3$ Wasser und $1/3$ Sahne gemischt · Meersalz

■ Mais oder Polenta in einem Topf (ohne Fett) anrösten.

■ Mit gewählter Flüssigkeit aufgießen, salzen und aufkochen lassen.

■ Kochplatte auf Stufe 1 zurückschalten (oder ausschalten) und zugedeckt etwa 15–20 Minuten ohne Rühren ausquellen lassen. Fertig zum Anrichten.

▶ **Nährwerte pro Portion:**
  203 kcal 5 g E 1 g F 44 g KH 4 BE

Polenta mit Sauerrahm und Gemüse

▶ **Für 2 Portionen**
Polenta (siehe Grundrezept Seite 102) ·
2 EL (60 g) Sauerrahm (10 % Fett) · 200 g
gemischtes Wurzelgemüse oder Fenchel ·
60 ml Basensoße

- Polenta nach dem Grundrezept zubereiten und auf einem Teller anrichten.
- Zum Formen eignet sich eine kleine Schöpfkelle, eine Tasse oder ein
  Eisportionierer.
- Sauerrahm glatt rühren und dazugeben.
- Das Wurzelgemüse bzw. den Fenchel
  klein schneiden und im Kocheinsatz
  weich dämpfen.
- Mit Basensoße vermischen, gut abschmecken und zur Polenta servieren.

▶ **Nährwerte pro Portion:**
271 kcal   7 g E   2 g F   54 g KH   4 BE

Tipp

**Die Polenta kann auch mit Schafs-
käse und 2–3 EL Kräutern verfeinert
werden.**

Polenta mit Sesam und Basilikumgemüse

▶ **Für 2 Portionen**
Polenta (siehe Grundrezept Seite 102) ·
Meersalz · 1 EL (30 g) Sauerrahm · 1 EL
(10 g) Sesampaste, ungesalzen · 1 EL
(5 g) Sesamöl · 1 EL frische Basilikum-
blättchen · 300 g Wurzelgemüse

- Polenta nach dem Grundrezept zubereiten.
- Die fertige Polenta mit Sauerrahm,
  Sesamöl und ungesalzener Sesampaste
  mischen.
- Wurzelgemüse schälen, in Stifte
  schneiden, im Kocheinsatz oder
  Dampfgerät weich dünsten und mit
  frischen, fein geschnittenen Basili-
  kumblättchen mischen.
- Das gedämpfte Gemüse zur Polenta
  servieren.

▶ **Nährwerte pro Portion:**
301 kcal   8 g E   6 g F   52 g KH   4 BE

Tipp

**Sie können die Sesampaste auch
selbst herstellen, indem Sie 2 EL
Sesamkörner mit 1 El Sesamöl in
einer alten elektrischen Kaffeemühle
pürieren.**

Reisgerichte – Stufe I

Verwenden Sie während der Milden Ableitungsdiät nur hochwertigen weißen Reis, denn Vollwertreis erfordert eine hohe Verdauungsleistung und kommt deshalb erst nach Ende der Kur auf die Speisekarte.

Die Garzeit von weißem Reis beträgt rund 20 Minuten. Ein guter Vollwertreis braucht dagegen bis zu einer Stunde. Für Beilagen verwenden Sie Langkornreis. Basmati ist eine bekannte Sorte mit typischem, duftigem Geschmack und zählt zu den besten weißen Reissorten. Er wird am Fuße des Himalaja angebaut.

Für einen guten Risotto verwenden Sie Rundkornreis. Das Flüssigkeitsverhältnis sollte 1 : 3 sein, damit der Risotto richtig cremig wird. Die Kunst bei einem Risotto besteht darin, ihn »al dente« zu halten. Er ist in knapp 15 Minuten fertig.

Ein Risotto sollte stets frisch gemacht werden, vom Langkornreis können Sie auch mehr kochen, als Sie für eine Mahlzeit benötigen. Die übrig gebliebene Portion wird abgekühlt, gut zugedeckt in den Kühlschrank gestellt und bei Bedarf in einer großen flachen Pfanne mit 2–3 EL Gemüsebrühe heiß gemacht. Dabei muss die Brühe völlig verdunsten. Dann verfeinern, abschmecken und evtl. mit etwas Basensoße cremig machen.

Tipp

Reis kann vorgekocht, zur Arbeit mitgenommen und dort im Dampfgerät oder in der Wokpfanne mit etwas Gemüsebrühe heiß gemacht werden.

Gekochten Reis können Sie, wie andere Gerichte auch, gut einfrieren und später in einer Pfanne mit etwas Wasser oder Gemüsebrühe wieder heiß machen. Zum Einfrieren kleine Behälter mit Deckel verwenden. Das Gemüse zum Reis mischen oder extra einfrieren.

Zu den Reisgerichten passen die gleichen leckeren Gemüse wie zu den Kartoffelgerichten (siehe Seite 96). Achten Sie weiter darauf, dass Sie zu Beginn der MAD noch keine Gemüsemischungen, sondern immer nur eine Gemüsesorte verwenden. Nur so können Sie die Verträglichkeit beurteilen. Schmecken Sie das Gemüse mit klein geschnittenen Frischkräutern oder fertigem Kräuterpesto gut ab.

GRUNDREZEPT

Reis

▶ **Für 2 Portionen**

100 g weißer Langkornreis oder für Risotto Rundkornreis · 1 TL (3 g) Olivenöl · 30 g Staudensellerie mit Selleriegrün · ca. 1 l Gemüsebrühe · 350 ml (bei Risotto zusätzlich etwas Weißwein) · Meersalz · weißer Pfeffer aus der Mühle

■ Staudensellerie mit dem Grün grob schneiden und in der Kasserolle oder Wokpfanne mit Olivenöl glasig schwitzen.

■ Den Langkornreis zugeben, kurz mitschwitzen lassen, salzen und mit Gemüsebrühe, notfalls mit Wasser aufgießen. Etwa 5 Minuten köcheln lassen, dann Kochpatte ausschalten und den Reis zugedeckt auf der Kochplatte weitere 15 Minuten ausdünsten lassen. Dabei nicht umrühren.

■ Für Risotto Rundkornreis aufgießen, aufkochen und unter ständigem Rühren etwa 15 Minuten köcheln lassen, zuletzt etwas Weißwein zugießen und mit weißem Pfeffer aus der Mühle und etwas Meersalz abschmecken.

▶ **Nährwerte pro Portion:**

213 kcal   4 g E   2 g F   41 g KH
4 BE

Rucola-Risotto mit Parmesan

▶ **Für 2 Portionen**

100 g Rundkorn-Risottoreis
nach Grundrezept
zubereitet (S. 105)
10 g Butter
20 g Parmesan
20 g Rucola oder Kresse
60 ml Basensoße
Meersalz
weißer Pfeffer aus der
Mühle

▬ Den frisch zubereiteten Risotto mit zerlassener Butter, frisch geriebenem Parmesan und fein geschnittenem Rucola oder Gartenkresse mischen.

▬ Mit 3–4 EL Basensoße oder Basensuppe vom Vortag können Sie den Risotto noch cremiger machen.

▶ **Nährwerte pro Portion:**

306 kcal   7 g E   9 g F   43 g KH   4 BE

Tipp

In der traditionellen italienischen Küche wird zum Risotto viel Rahm verwendet, den können Sie aus Gründen der Fetteinsparung vermeiden oder halbieren. Verwenden Sie stattdessen die kalorienarme Basensoße (siehe Seite 85)!

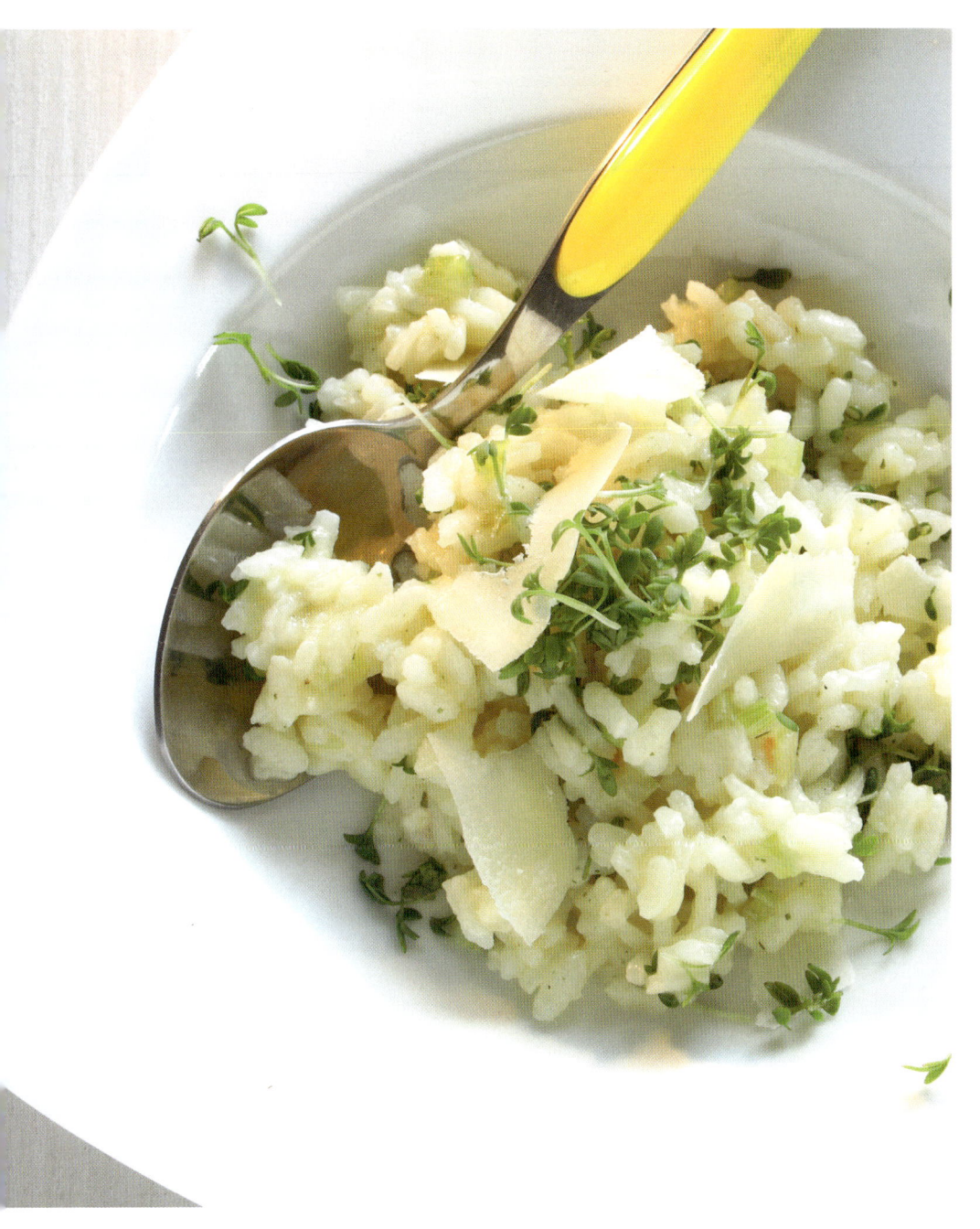

Nudelgerichte – Stufe I

Nudeln werden in einer nahezu unüberschaubaren Vielfalt angeboten. Die Italiener sind Meister darin, jeder neuen Kreation einen klangvollen Namen zu geben – von hauchdünnen Cappelini über Spaghettini, Spaghetti und Spaghettoni bis hin zu den dicken Linguine und Fetucelle. Italienische Nudeln (= Pasta) werden aus Hartweizengrieß ohne Ei hergestellt und sind daher für die Milde Ableitungsdiät ideal. Probieren Sie trotzdem zwischendurch einmal einen selbstgemachten Nudelteig, er schmeckt noch besser, und das Herstellen ist keine Hexerei (siehe Buch: F. X. Mayr, Die gesunde Ernährung danach, P. Mayr, Haug Verlag)!

Beim Kochen der Nudeln ist die richtige Garzeit wichtig. »Al dente«, also bissfest, sollen die Nudeln sein, damit sie richtig gut schmecken. Hierzu ist es nötig, die Nudeln in ausreichend Wasser zu kochen. Das Wasser muss immer sprudelnd kochen, bevor Sie die Nudeln einlegen. Gekaufte Nudeln benötigen im Gegensatz zu selbst hergestellten kein Öl. Wenn die Nudeln bissfest gegart sind, abseihen, gut abtropfen lassen, sofort mit Butter und evtl. dem Sugo vermischen, falls nötig nachwürzen und anrichten oder entsprechend variieren.

Falls Sie Nudeln vorkochen, sollten Sie sie nach dem Abseihen kurz mit kaltem Wasser abschrecken und zugedeckt im Kühlschrank aufbewahren. In diesem Fall die Nudeln besonders kernig halten, da sie beim Warmmachen noch etwas nachziehen. Gekochte Nudeln können Sie auch auf Vorrat einfrieren. Hierfür kleine Behälter mit Deckel verwenden. Die Beilagen wie Gemüse oder Sugo separat einfrieren und warm machen.

Zum Aufwärmen die Nudeln in der Pfanne oder Kasserolle mit wenig Gemüsebrühe heiß machen – die Brühe muss danach verdunstet sein – oder die Nudeln mit einem Spitzsieb so lange ins kochende Salzwasser tauchen, bis sie heiß sind. Danach gut abtropfen lassen und mit etwas zerlassener Butter in der Pfanne durchschwenken bzw. gleich mit Sugo mischen und würzen.

Zu Nudeln passen die gleichen Gemüsesorten wie zu Kartoffeln (siehe Seite 96). Zu Beginn der Kur sollten Sie immer nur eine Gemüsesorte verwenden, um die Verträglichkeit zu testen. Später können Sie auch gemischte Gemüsebeilagen dazu servieren.

GRUNDREZEPT

Nudeln

▶ **Für 2 Portionen**

150 g Spaghetti, andere Hartweizen-
grießnudeln oder Dinkelnudeln ·
1 ½ l Wasser · 10 g Butter · Meersalz

- Nudeln nach Packungsangabe
»al dente« kochen.
- Nicht abschrecken, sondern nur abseihen, gut abtropfen lassen, zurück
in den Topf geben und gleich mit
Butterflocken vermischen.

▶ **Nährwerte pro Portion:**

298 kcal   9 g E   5 g F   53 g KH
5 BE

Tipp

**Sie können die Nudeln auch mit
einem guten Pflanzenöl mischen
oder gleich das Gemüsesugo, To-
maten- bzw. Fleischsugo untermischen und mit Schafskäse oder
Parmesan bestreut servieren.**

Nudeln mit Butter und Parmesan

▶ **Für 2 Portionen**

150 g Spaghetti oder andere Nudeln ·
10 g Butter · 20 g geriebener Parmesan
oder Schafskäse · 1 TL Küchenkräuter,
klein geschnitten · Meersalz

- Die gekochten Nudeln mit zerlassener
Butter beträufeln und Parmesan darüber-
streuen.
- Mit klein geschnittenen Küchenkräutern
garnieren.

▶ **Nährwerte pro Portion:**

340 kcal   13 g E   9 g F   51 g KH   4 BE

WISSEN

Lykopin

Tomaten enthalten den Farbstoff
Lykopin, der die Zellen vor Krebs-
erkrankungen schützt. Lykopin ist
aus verarbeiteten und erhitzten
Tomaten besser verfügbar als aus
rohen, da Erhitzen die pflanzlichen
Zellstrukturen aufbricht und das
Lykopin gelöst wird. Die Aufnahme
von Lykopin in den Körper wird verbessert, wenn gleichzeitig etwas
Fett gegessen wird.

Nudeln mit Tomatenragout und Basilikum

▶ Für 2 Portionen

150 g Spaghetti oder andere Nudeln · 300 g gut reife Tomaten · 1 TL (3 g) Olivenöl · 1 TL Basilikumblätter, frisch geschnitten · Meersalz · etwas Pfeffer aus der Mühle

- Für das Tomatenragout Tomaten überbrühen, schälen und in Würfel schneiden.
- Tomatenwürfel in einer großen beschichteten Pfanne (oder im Wok) mit Olivenöl anschwitzen, salzen, pfeffern und mit 1 TL frischen Basilikumblättern mischen.
- Nudeln wie im Grundrezept beschrieben kochen.
- Die frisch gekochten und abgeseihten Nudeln noch heiß mit dem Tomatenragout servieren.

▶ Nährwerte pro Portion:

314 kcal   13 g E   5 g F   55 g KH   4 BE

Nudeln mit Basilikumpesto

▶ Für 2 Portionen

150 g Spaghetti oder andere Nudeln · 1 Bund frisches Basilikum · 1 EL kaltgepresstes Olivenöl · Salz · 4 geschälte Mandeln

- Im Cutter die Basilikumblätter erst allein, dann mit Öl, Salz und Mandeln zu einer dicklichen Paste mixen bzw. pürieren.
- Die frisch gekochten und abgeseihten Nudeln noch heiß mit diesem Pesto vermischen.

▶ Nährwerte pro Portion:

311 kcal   12 g E   7 g F   51 g KH   4 BE

Nudeln mit Tomatenragout ▶

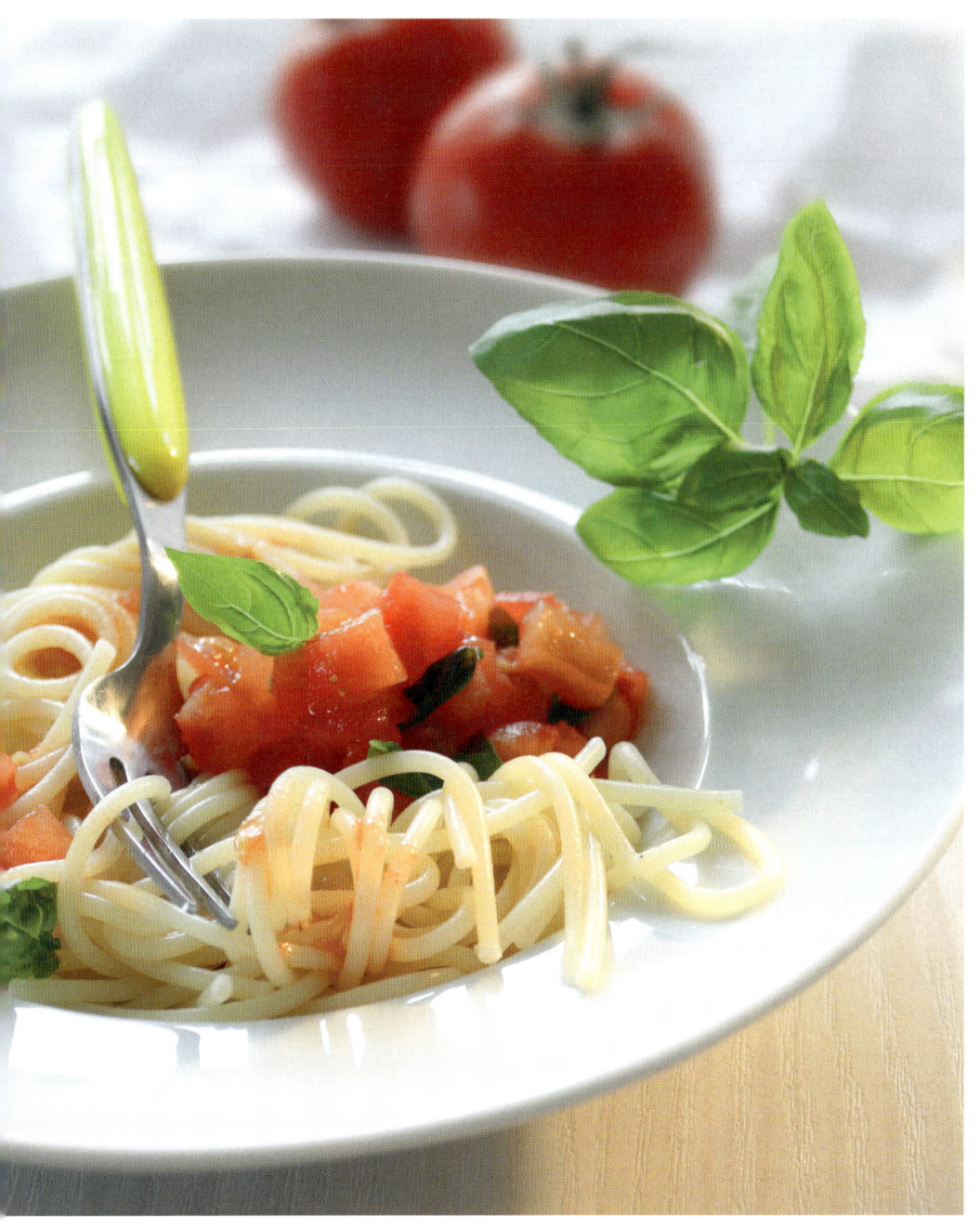

Nudeln mit Gemüseragout

▶ **Für 2 Portionen**

150 g Spaghetti, andere
      Nudeln oder selbstge-
      machte Dinkelnudeln
      (siehe Rezept Seite 110)
300 g Wurzelgemüse
  1 TL (3 g) Olivenöl
60 ml Basensoße (Rezept
      Seite 85)
  1 TL frische Küchenkräuter
      Meersalz
      Galgant aus der Mühle

- Für das Gemüseragout gemischtes Wurzelgemüse im Kocheinsatz weich dämpfen oder dünsten, evtl. tiefgefrorenes Wurzelgemüse verwenden.
- Das gedämpfte Gemüse in einer großen beschichteten Pfanne (oder im Wok) mit Olivenöl, etwas Gemüsebrühe, Basensoße und frischen Küchenkräutern mischen und mit Salz und Galgant abschmecken.
- Das Gemüseragout über die frisch gekochten und abgeseihten Nudeln geben.

▶ **Nährwerte pro Portion:**
346 kcal   16 g E   5 g F   61 g KH   5 BE

Nudeln mit Gemüsesugo

▶ **Für 2 Portionen**
150 g Spaghetti oder andere Nudeln ·
300 g Wurzelgemüse, klein gehackt · 1 TL
(3 g) Olivenöl · 1 EL (20 g) Tomatenmark ·
30 g Schafskäse, gerieben

■ Für das Gemüseragout frisch gehacktes
Wurzelgemüse mit Olivenöl in einer
großen beschichteten Pfanne, Kasserolle oder im Wok anbraten.
■ Tomatenmark und immer wieder
etwas Gemüsebrühe zugeben. In
ca. 20 Minuten weich dünsten.
■ Mit Salz und frisch gehackten Küchenkräutern gut abschmecken.
■ Die frisch gekochten und abgeseihten
Nudeln noch heiß anrichten, mit dem
Sugo belegen und mit Schafskäse garnieren.

▶ **Nährwerte pro Portion:**
336 kcal   15 g E   7 g F   52 g KH   4 BE

Nudeln mit Auberginenragout

▶ **Für 2 Portionen**
150 g Spaghetti oder andere Nudeln ·
200 g Aubergine · 1 TL (3 g) Olivenöl ·
100 g Tomaten · 1 TL frische Oreganoblättchen (oder Pesto) · Meersalz ·
Galgant aus der Mühle

■ Aubergine schälen und in kleine Wür-
fel schneiden.
■ Tomaten evtl. überbrühen, schälen
und ebenfalls in Würfel schneiden.
■ Auberginenwürfel in einer großen be-
schichteten Pfanne (oder im Wok) mit
Olivenöl anbraten und mit den Toma-
tenwürfeln mischen.
■ Etwa 5 Minuten dünsten und mit Salz,
Galgant und klein geschnittenen Ore-
ganoblättchen abschmecken.
■ Die gekochten und abgeseihten Nudeln
noch heiß anrichten und mit dem
Auberginenragout belegen.

▶ **Nährwerte pro Portion:**
319 kcal   13 g E   5 g F   54 g KH   5 BE

113

Getreidegerichte – Stufe I

Nicht nur aus Nudeln oder Kartoffeln lassen sich leckere und leicht verdauliche Hauptgerichte kreieren – auch verschiedene Getreidesorten liefern hier vielfältige Gestaltungsmöglichkeiten. Probieren Sie einmal Gerichte mit Hirse, Bulgur oder Quinoa! Diese Getreidesorten sind zwar bei uns nicht so bekannt, aber sehr bekömmlich und lecker. Außerdem können diese Gerichte kalt zur Arbeit mitgenommen und dort im Dämpfer oder in der Wokpfanne mit etwas Gemüsebrühe heiß gemacht werden.

Hirse

Hirse gehört wie Weizen, Roggen, Gerste und Hafer zu den Süßgräsern. Sie ist reich an organischen Mineralstoffen, unter anderem an Kieselsäure. Deshalb wird sie im Säure-Basen-Haushalt von vielen Experten als neutral bezeichnet. Trotzdem ist die glutenfreie Hirse reich an Kohlenhydraten und enthält viele essenzielle Aminosäuren.

Hirse schmeckt am besten, wenn jedes Korn weich gedünstet ist und keine harten Körner dabei sind. Daher ist es wichtig, auf die richtige Zubereitung zu achten (siehe Grundrezept). Es ist nicht nötig, Goldkernhirse vor dem Kochen zu waschen, um den Bittergeschmack zu beseitigen, denn die zarten Bitterstoffe fördern auch die Verdauung. Die Hirse können Sie im Kochtopf, in der Kasserolle oder im zugedeckten Wok zubereiten.

Falls nötig, können Sie einen Teil der gekochten und ausgekühlten Hirse in kleinen Behältern mit Deckel einfrieren. Zum Wiedererwärmen mit ca. ⅛ Liter Gemüsebrühe verrühren und evtl. mit ca. ⅛ Liter Basensuppe oder Basensoße cremig machen. Zum Anrichten einen Schöpfer oder Eisportionierer verwenden. Zu Hirse passen als Beilage die gleichen Gemüse wie zu den Kartoffeln (siehe Seite 96).

GRUNDREZEPT

Hirse

▶ **Für 2 Portionen**

120 g Goldkernhirse · ca. Gemüsebrühe oder 500 ml Wasser (zum
Kochen) oder ca. 350 ml Gemüsebrühe (zum Dünsten) · etwas Vollsalz ·
evtl. 1 EL (30 g) Sauerrahm

▪ Hirse kochen: Hirse in das kochende Wasser geben und 15 Minuten
köcheln lassen. Dann Kochplatte auf
Stufe 1 zurückschalten und 20 Minuten zugedeckt ausquellen lassen.
Währenddessen nicht umrühren,
damit die Hirse nicht matschig
wird. Wenn Sie einen Teil der Hirse
vorkochen wollen, abkühlen lassen
und zugedeckt in den Kühlschrank
stellen.

▪ Hirse dünsten: Die Hirse in einem
Kochtopf ohne Fett kurz anrösten,
salzen und mit Gemüsebrühe aufgießen und ca. 10 Minuten kochen
lassen. Die Kochplatte ausschalten,
den Topf darauf stehen lassen und
zugedeckt ca. 20 Minuten ausdünsten lassen; zwischendurch nicht umrühren. Nach Geschmack Sauerrahm
untermischen und nett anrichten.

▶ **Nährwerte pro Portion:**

198 kcal   6 g E   2 g F   38 g KH
3 BE

Tipp

**Bei beiden Garmethoden, Kochen
und Dünsten, muss die Flüssigkeit völlig verdunstet sein. Beim
Kochen wird die Hirse etwas
feuchter oder klebriger als beim
Dünsten. Aus abgekühlter Hirse
können Sie gut Frikadellen formen und diese in der beschichteten Pfanne goldgelb anbraten und
evtl. mit Tomate und Mozzarella
gratinieren.**

Hirse mit Wurzelgemüse

▶ **Für 2 Portionen**

120 g Goldkernhirse · 200 g geputztes und geschältes Wurzelgemüse, in feine Scheiben geschnitten · 50 g Staudensellerie mit Grün, fein geschnitten · 1 TL Olivenöl · 350 ml Gemüsebrühe · 60 ml Basensoße · Salz · 1 EL Frischkräuter, geschnitten

▬ Das Wurzelgemüse und den Sellerie im Kochtopf, im Wok oder in einer Kasserolle in Olivenöl kurz anschwitzen.

▬ Die rohe Hirse dazugeben, mit der Gemüsebrühe aufgießen und etwa 10 Minuten kochen. Kochplatte ausschalten und zugedeckt, ohne zwischendurch zu rühren, in etwa 20 Minuten weich dünsten. Danach würzen und evtl. mit Basensoße mischen.

▬ Wenn Sie dazu bereits vorgekochte Hirse nehmen, dann zuerst das Gemüse dünsten, die Hirse mit 60 ml Basensoße dazugeben, heiß machen und abschmecken.

▶ **Nährwerte pro Portion:**

27 kcal   8 g E   5 g F   48 g KH   4 BE

Hirse mit Zucchini und Frischkräutern

▶ **Für 2 Portionen**

120 g Goldkernhirse · 350 ml Gemüsebrühe · 200 g Zucchini, in dicke Scheiben oder Würfel geschnitten · 1 TL (3 g) Olivenöl · Meersalz · Galgantwurzel, getrocknet (aus der Mühle) · 1 TL Küchenkräuter, frisch geschnitten

▬ In einer Kasserolle, beschichteten Pfanne oder in der Wokpfanne Olivenöl erhitzen und die Zucchinistücke darin in ca. 2 Minuten goldgelb anbraten.

▬ Goldkernhirse und Gemüsebrühe zugeben, 10 Minuten kochen lassen. Kochplatte ausschalten und zugedeckt – ohne zwischendurch umzurühren – 15 Minuten nachquellen lassen.

▬ Mit frisch geschnittenen Küchenkräutern, Meersalz und wenig Galgant würzen. Sie können die Hirse auch separat anrichten und mit dem Gemüse servieren.

▶ **Nährwerte pro Portion:**

244 kcal   7 g E   4 g F   44 g KH   4 BE

Couscous und Bulgur

Bei Bulgur handelt es sich um vorgekochten Hartweizen, der besonders schnell gar wird und die Flüssigkeit hervorragend bindet. Couscous ist ein ähnliches Getreideprodukt aus Hartweizengrieß. Couscous hat ein hohes Quellvermögen, daher die Flüssigkeit im Verhältnis 1 : 4 ansetzen. Bei Gemüsetöpfen evtl. zwischendurch Flüssigkeit nachgießen, bis das Getreide die Flüssigkeit aufgesaugt hat und trocken ausgedünstet ist. Achten Sie stets auf die richtige Hitze, damit sich das Gericht nicht »anlegen« kann; daher oft genug umrühren.

Zu Couscous passen die gleichen Gemüsesorten wie zu Kartoffeln (siehe Seite 96 f.). Zu Beginn der Kur sollten Sie immer nur eine Gemüsesorte verwenden. Später können Sie sich langsam zu diversen Gemüsemischungen vorarbeiten. Wenn Sie Couscous oder Bulgur statt Maisgrieß verwenden, bieten auch die Polentagerichte ab Seite 102 leckere Variationen. Wenn Sie das Gemüse mit dem Getreide mischen, dann mit dem Gemüse beginnen und 2–3 Minuten vor dem Fertigwerden mit Gemüsebrühe und Couscous im Verhältnis 1 : 4 vollenden. Dabei das Couscous unterrühren, den Topf von der Kochplatte nehmen und zugedeckt 3–4 Minuten nachquellen lassen.

GRUNDREZEPT

Couscous

▶ **Für 2 Portionen**
1 Tasse (ca. 150 g) Couscous · ca. 3–4 Tassen (450 ml) Gemüsebrühe oder Wasser · Vollsalz oder Meersalz

— Couscous in einem Topf mit der Gemüsebrühe einmal aufkochen. Von der Platte nehmen.
— Zugedeckt ca. 5 Minuten nachziehen lassen. Das Couscous soll noch etwas »Biss« haben.

▶ **Nährwerte pro Portion:**
243 kcal   7 g E   1 g F
52 g KH   5 BE

TIPP
Nach der Kur kann Couscous nicht nur als Hauptspeise oder Beilage, sondern auch als Süßspeise gegessen werden. Mit Milch gekocht und mit Zimt, Ingwer und Rohzucker oder mit Honigmilch, Nuss oder Mandelmus verfeinert ergibt es ein leckeres Dessert.

Couscous mit Gemüse und Käse

▶ **Für 2 Portionen**

1 Tasse (150 g) Couscous · 3–4 Tassen Gemüsebrühe ·100 g Zucchini, in Scheiben geschnitten · 100 g Tomate · 30 g geriebener Schafs- oder Ziegenkäse · 1 TL frische Oreganoblättchen · 1 TL (3 g) Olivenöl

- Zucchinischeiben in Olivenöl kurz anschwitzen, Couscous dazugeben und mit Gemüsebrühe aufgießen. Einmal aufkochen lassen, salzen, dann Kochplatte ausschalten.
- Deckel aufsetzen und zugedeckt auf der warmen Kochplatte ca. 5 Minuten ausquellen lassen. Falls nötig, 2–3 EL Gemüsebrühe nachgießen.
- Tomaten evtl. überbrühen, schälen, entkernen und in Würfel schneiden.
- Tomatenwürfel und Oregano untermischen und 2 Minuten nachziehen lassen.
- Zuletzt den Käse unterheben und sofort servieren.

▶ **Nährwerte pro Portion:**

310 kcal   11 g E   5 g F   54 g KH   5 BE

Couscous mit Portulak und Oliven

▶ **Für 2 Portionen**

100 g Couscous · 1 TL (3 g) Olivenöl · 100 g Zucchini, in Scheiben geschnitten · 30 g grüne Oliven, entkernt · 400 ml Gemüsebrühe · 100 g Tomate · 50 g Bergkäse · ½ Bund frischer Portulak · Meersalz · Galgant aus der Mühle

- Couscous und Zucchini in Olivenöl anschwitzen.
- Mit Gemüsebrühe auffüllen, salzen, einmal aufkochen, Kochplatte ausschalten und auf der warmen Platte zugedeckt ca. 8 Minuten ausquellen lassen.
- Inzwischen Tomaten schälen, entkernen und würfeln, zusammen mit dem geriebenen Bergkäse, dem geschnittenen Portulak und den frischen Oreganoblättern unterheben.
- Mit Salz und Galgant abschmecken.

▶ **Nährwerte pro Portion:**

197 kcal   29 g E   10 g F   17 g KH   2 BE

Couscous mit Gemüse ▶

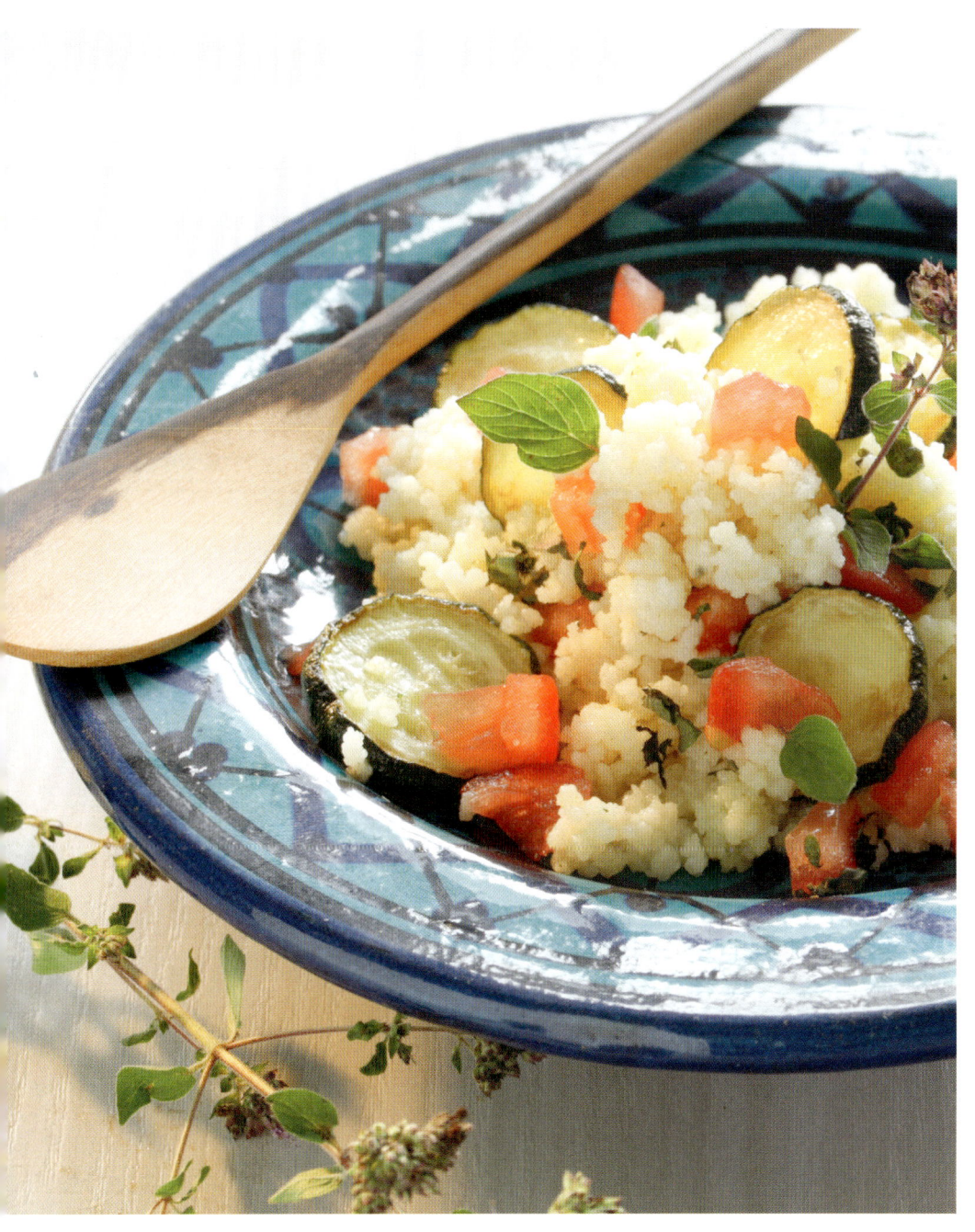

Quinoa

Quinoa ist ein jahrtausendealtes süd-amerikanisches Hauptnahrungsmittel. Es wird auch Reismelde, Inkakorn oder Perureis genannt und gehört – im Gegensatz zu den bekannteren Getreidesorten – zur Familie der Fuchsschwanzgewächse (Amaranthaceae) und ist glutenfrei. Neben Reis, Mais, Hirse, Buchweizen und Amaranth ist Quinoa daher ein ideales Getreide für alle, die an Zöliakie leiden.

Quinoa enthält über 50 % ungesättigte Fettsäuren und sein Gehalt an hochwertigem Eiweiß sowie Magnesium und Eisen übertrifft die gängigen Getreidear-ten. Quinoa ist bei uns noch nicht so bekannt, schmeckt jedoch wunderbar und wird wie Reis oder Hirse im Verhältnis 1:3 zu Flüssigkeit zubereitet.

Tipp

Alle in diesem Buch genannten Polentarezepte (ab Seite 102) können Sie auch mit Quinoa zubereiten.

Verschiedene Gemüsevariationen (siehe Seite 96 f.) passen zu Quinoa als Beilage. Zu Beginn der Kur bitte immer nur eine Gemüsesorte verwenden, danach können Sie auch Gemüsegerichte dazu kombinieren, bei denen mehrere Gemüsesorten gemischt werden.

GRUNDREZEPT

Quinoa

▶ **Für 2 Portionen**

120 g Quinoa · ca. 400 ml Gemüsebrühe · Meersalz

■ Quinoa mit Gemüsebrühe aufkochen, salzen, etwa 10 Minuten leise kochen lassen, dann Kochplatte ausschalten und das Getreide zugedeckt etwa 20 Minuten auf der Kochplatte ausquellen lassen. Währenddessen nicht umrühren.

■ Danach vom Herd nehmen, mit einer Gabel auflockern und der weiteren Verwendung zuführen. Sie können mit Quinoa alle Gerichte zubereiten, die Sie auch mit Hirse machen können (siehe Seite 116 f.).

▶ **Nährwerte pro Portion:**
212 kcal 6 g E 2 g F 41 g KH 4 BE

Fischgerichte – Stufe I

Bei richtiger Zubereitung ist Fisch leicht verdaulich. Dies beruht sowohl auf seinem relativ niedrigen Fettgehalt (außer bei Aal, Hering, Sardinen, Sardellen und Lachs, die dafür aber viel Omega-3-Fettsäuren beinhalten) als auch auf dem besonders geringen Anteil an Bindegewebe im Fischfleisch.

Für eine gute Fischküche sind Frische und beste Qualität der Fische das A und O. Dabei ist für den Geschmack auch die Fütterung und Haltung unserer gezüchteten Süßwasserfische wie etwa Forelle, Saibling, Lachsforelle, Rheinanke, Zander und Wels entscheidend. Achten Sie daher auf Bioqualität. Kaufen Sie die Fische bereits filetiert, dann haben Sie keinen Abfall und es geht für weniger Geübte am schnellsten.

Sollte es notwendig sein, einen frischen Fisch im Ganzen (ausgenommen) oder einen Teil des filetierten Frischfisches einzufrieren, so nehmen Sie dazu passende Kunststoffbeutel, um den Geschmack bestmöglich zu erhalten. Zum Auftauen wird der Fisch bzw. das Filet in der Verpackung in einem Gefäß über Nacht in den Kühlschrank gelegt.

Die am leichtesten verdauliche Zubereitungsart für kleine Fische oder Fischfilet ist das Dämpfen im Kocheinsatz oder im Dampfgerät. Hierbei laugt der Fisch nicht aus, die wertvollen Inhaltsstoffe bleiben besser erhalten und Nährwert sowie Geschmack werden geschont.

Tipp

Wenn Sie an der Arbeitsstelle eine Kochgelegenheit haben, ist Ihr Fischfilet dort in 5 Minuten frisch gedämpft oder gebraten fertig!

Die Fischgerichte werden bei Stufe I und II der Milden Ableitungsdiät nur mit Gemüse zubereitet und erst während der MAD III evtl. zusätzlich mit einer kleinen Dampfkartoffel serviert. Am leichtesten verdaulich sind sämtliche Fischgerichte, wenn im Sinne der Trennkost nur gedämpftes Gemüse dazu gereicht wird und man auf kohlenhydratreiche Sättigungsbeilagen wie Kartoffeln, Reis oder Nudeln verzichtet. Auch das Brot gehört nicht dazu, das im Restaurant als Erstes auf dem Tisch steht.

Die folgenden Gemüsebeilagen können mit 2–3 EL Basensoße (Rezept Seite 84) und klein geschnittenem, frischem Basi-

likum oder Kräuterpesto gemischt werden, dann wird das Gemüse cremiger.
Oder Sie bereiten extra eine Basensoße
mit Basilikum zu und geben etwa ein
Drittel Fischfond und 2–3 EL Weißwein
dazu, um den Geschmack abzurunden.
Die Basensoße kann notfalls auch von
der Basensuppe abgeleitet werden (Rezept Seite 79).

Gemüsebeilage zu Fisch-gerichte für MAD I und II

▶ **Für 2 Portionen**
- 250 g gedämpfte oder gebratene Zucchinischeiben mit 1 TL Basilikumpesto
- 250 g gedämpfte oder gedünstete
Karottenscheiben mit 1 TL Kräuterpesto
- 250 g gedämpfte gelbe Rübenscheiben
mit 1 TL Oreganopesto
- 250 g gedämpfte Sellerieknolle mit
1 TL Majoranpesto
- 250 g gedämpfter Mangoldspinat mit
1 TL Mandelmus

- 250 g gedämpftes Fenchelgemüse mit
1 TL Fenchelkraut
- 250 g gedämpfte Pastinaken mit 1 TL
Petersilienpesto
- 250 g angebratene Auberginenwürfel
mit 3 EL Tomatenpesto
- 250 g gedämpfter Blattspinat mit 1 TL
Mandelmus
- 200 g gedämpfter Chicorée mit 2 EL
Tomatenpesto und 1 TL Basilikum

Gemüsebeilage zu Fisch für MAD III

▶ **Für 2 Portionen**
- Blattspinat mit Wurzelgemüse (Rezept
Seite 91)
- Fenchelgemüse (Rezept Seite 94)
- Karotten mit gelben Rüben und Rucola
(Rezept Seite 92)
- Gemüsesalat mit Rosmarin und Basili-
kum (Rezept Seite 92)

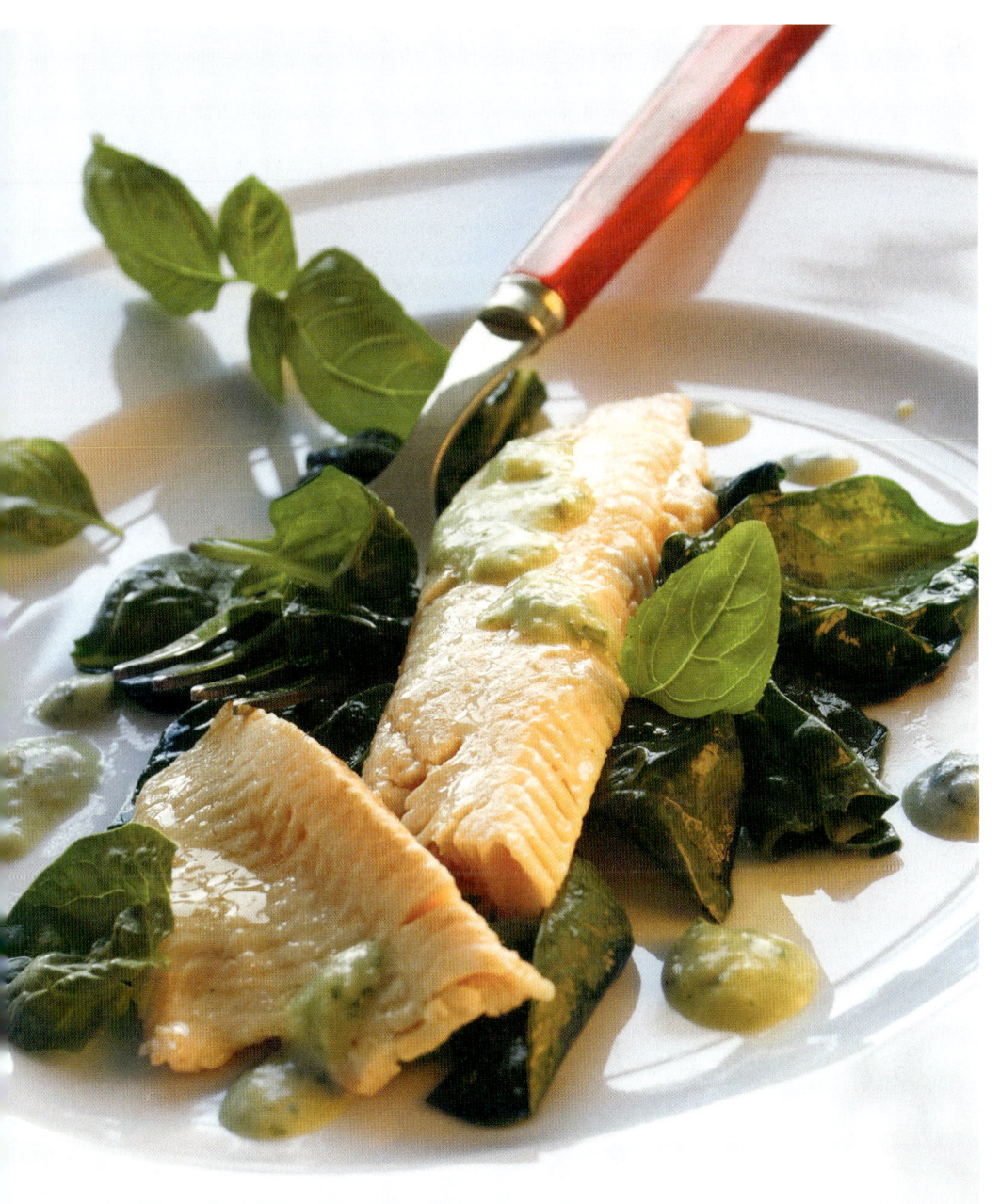

GRUNDREZEPT

Frisch gedämpfter Fisch

▶ **Für 2 Portionen**

200 g Zander-, Forellen- oder Saiblingfilet (oder Barsch, Hecht) · 1 frischer Zweig Zitronenthymian oder Rosmarin · 1 Bund frisches Basilikum oder Dill (oder Pesto) · wenig Meersalz · ¼ l klare Gemüsebrühe oder Wasser gut gewürzt mit Salz · 2 Lorbeerblätter · 5–8 Pfefferkörner (evtl. ½ TL frische Ingwerscheiben)

■ Entweder eine Kasserolle mit Siebeinsatz, einen Wok mit Bambuskörbchen und Deckel oder ein Dampfgerät ohne Druck verwenden.

■ Unterhalb des Einsatzes gewürztes Wasser oder Gemüsebrühe hineingießen (die ätherischen Öle steigen mit dem Dampf nach oben).

■ Die kleinen Fische im Ganzen oder die Fischfilets mit wenig Salz, Basilikumstreifen oder Thymianzweig würzen oder mit Basilikum- oder Dillpesto dünn bestreichen.

Ganze Fische in der Bauchhöhle mit Zweigen von Zitronenthymian oder Rosmarin würzen.

■ Auf den Siebeinsatz geben und im Dampf ganze Fische bis 15 Minuten, Filets 3–5 Minuten garen. Dabei darf das Wasser nur unterhalb des Einsatzes bleiben. Dieses Wasser hinterher zu einem Drittel zur pürierten Kräuter-Basensoße (siehe Seite 84) mischen, die zum Fisch serviert wird. Wenn Sie ein Dampfgerät verwenden, dann können Sie auch größere Fische auf den Locheinsatz legen und unterhalb des Einsatzes mit einem Blech die Flüssigkeit auffangen, die Sie dann bis zu einem Drittel als Geschmacksträger zur Soße verwenden.

▶ **Nährwerte pro Portion:**
84 kcal   19 g E   1 g F   0 g KH
0 BE

Ganze Forelle oder Saibling im Fischsud

- Gemüse putzen, grob schneiden und in eine große flache Kasserolle oder in einen Fischkessel geben.
- Das Wasser zugießen, Salz, Petersilie, Thymian, Lorbeerblätter, Pfefferkörner, Zitrone und Wacholderbeeren zufügen und alles eine gute halbe Stunde kochen lassen.
- Den ganzen Fisch ins kochende Wasser legen und 15–20 Minuten mehr ziehen als kochen lassen.
- Mit dem Einhängesieb herausnehmen, gut abtropfen, filetieren und 2 Portionen anrichten.
- Als Beilage passen sämtliche Gemüse (siehe Seite 122) sowie Basensoßen (siehe Seite 85).

▶ **Nährwerte pro Portion:**
84 kcal   19 g E   1 g F   0 g KH   0 BE

Tipp

Dem Fischfond können Sie durch Zugabe von 60 ml Weißwein oder 1 EL gutem Weinessig eine pikante Note geben. Zum Blauwerden des Fisches trägt die unverletzte Schleimhaut bei.

▶ **Für 2 Portionen**
1 Forelle oder
1 Saibling (ca. 250–300 g), geputzt und ausgenommen
1 mittelgroße Möhre
1 Fenchelknolle
15 weiße Pfefferkörner
1 Petersilienwurzel
2–3 l Wasser
Salz
1 Stängel Petersilie
2 Stängel Zitronenthymian oder Rosmarin
3 Lorbeerblätter
1 TL Wacholderbeeren
½ Zitrone

Filets vom Petersfisch mit Ingwergemüse im eigenen Sud

▶ **Für 2 Portionen**

½ l würzige Gemüsebrühe
(Rezept Seite 75)
2 Filets vom Petersfisch
(je 80–100 g)
50 g Möhren
50 g gelbe Rüben
50 g Staudensellerie
50 g Fenchelknolle
10 g Butter oder Olivenöl
Meersalz
etwas Galgantwurzel
getrocknet aus der
Mühle
2–3 Petersilienstangen
½ TL frische Ingwerscheiben

- Die Fischfilets säubern; evtl. nicht essbare Teile entfernen.
- Fenchel, Möhren und Rüben in Scheiben, Staudensellerie in feine Streifen schneiden.
- Butter oder Olivenöl in einer Pfanne zerlaufen lassen, das Gemüse und den Ingwer darin kurz andünsten.
- Mit der Gemüsebrühe auffüllen und zugedeckt kochen, bis das Gemüse gar ist, aber noch Biss hat.
- Petersilie zugeben und mit Salz und Galgant abschmecken.
- Nun die Fischfilets auf das Gemüse legen und 2–3 Minuten zugedeckt bei mäßiger Hitze garen lassen – je nachdem, wie dick die Filets sind.
- Die Filets auf vorgewärmten Suppentellern anrichten, das Gemüse darauf verteilen und alles mit der Brühe umgießen.
- Dazu können Sie natürlich auch Filets vom Saibling, Zander, Lachs, Scholle, Seezunge usw. verwenden.

▶ **Nährwerte pro Portion:**
210 kcal   27 g E   9 g F   6 g KH   0 BE

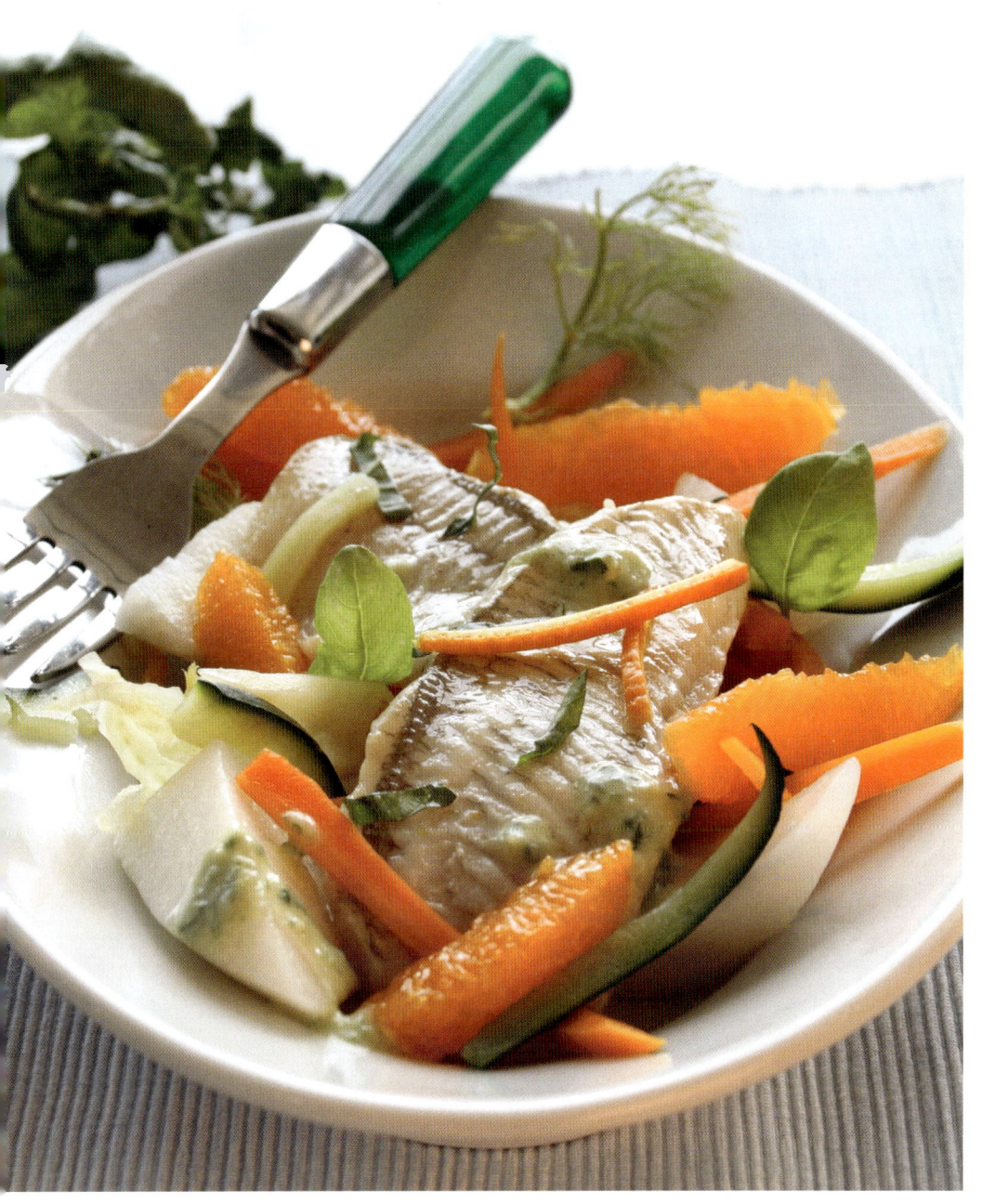

Goldbrasse auf Fenchelgemüse

▶ **Für 2 Portionen**

1 Goldbrasse ca. 250–
300 g (oder Wolfs-
barsch, Saibling,
Forelle)
Meersalz
Galgant aus der Mühle
2 Zweige Zitronen-
thymian
1 Zweig Petersilie
1 Fenchelknolle
(ca. 150 g)
50 g Karotten
50 g gelbe Rüben
½ TL frische Ingwerscheiben

- Die Flossen bis auf die Schwanzflosse abschneiden.
- Die Goldbrasse mit dem Messerrücken schuppen, ausneh-
men, gut abspülen und mit Küchenkrepp trocken tupfen.
- Eventuell an der dicksten Stelle einige Male quer einschnei-
den, dadurch gart der Fisch gleichmäßiger und etwas
schneller.
- Die vorbereitete Brasse innen und außen salzen und mit
Galgant würzen.
- Jeweils einen Thymian- und Petersilienzweig in die Bauch-
höhle legen und die Oberseite des Fisches mit einem Thy-
mianzweig belegen.
- Das Gemüse in feine Streifen schneiden und auf dem
Dampfeinsatz verteilen.
- Mit Salz, Galgant und Ingwerscheiben würzen und den
ganzen Fisch darauflegen.
- 15–20 Minuten im Dampf garen lassen. Hier eignet sich ein
Dampfgerät ohne Druck besonders gut, weil es längliche
Lochgitter und Bleche dafür gibt.
- Zuletzt den Fisch für 2 Portionen filetieren und eventuell
mit etwas zerlassener Butter bepinseln.
- Dazu servieren Sie die Gemüsestreifen oder etwas Blatt-
spinat bzw. Mangold.

▶ **Nährwerte pro Portion:**
135 kcal   24 g E   1 g F   6 g KH   0 BE

Dorade aus dem Backofen

- Die vorbereitete Dorade (siehe voriges Rezept) innen und außen mit Salz und Galgant würzen.
- Gehäutete und entkernte Tomaten in Würfel schneiden, das Olivenfleisch ebenfalls würfeln, die Fenchelknolle in Streifen schneiden.
- Das Gemüse auf den Boden einer feuerfesten Form geben – die Form sollte nicht viel größer als der Fisch sein.
- Mit 1 TL Olivenöl und ein paar frischen Kräutern mischen.
- Etwa ⅛ l Gemüsebrühe darübergießen und auf dem Herd einmal aufkochen lassen.
- Die Dorade auf das Gemüsebett legen.
- Im vorgeheizten Backofen bei 200–220 °C in 15–20 Minuten goldbraun und knusprig backen, dabei häufig löffelweise mit dem Saft oder Gemüsebrühe übergießen. Immer nur so viel, damit nichts anbrennt. Eventuell nach der halben Zeit den Fisch und das Gemüse einmal wenden.
- Aus dem Ofen nehmen, Fisch filetieren und auf 2 heißen Tellern mit dem Gemüse anrichten. Eventuell mit etwas zerlassener Butter bepinseln.
- So können Sie jeden anderen Fisch auch zubereiten.

▶ **Nährwerte pro Portion:**
197 kcal   25 g E   6 g F   9 g KH   0 BE

▶ **Für 2 Portionen**

1 Dorade ca. 250–300 g (oder Goldbrasse, Wolfsbarsch, Forelle, Saibling)
200 g Tomaten
50 g Olivenfleisch
1 Fenchelknolle (ca. 200 g)
1 TL Olivenöl
Meersalz
Galgantwurzel getrocknet aus der Mühle
frische Küchenkräuter
Gemüsebrühe zum Aufgießen (Rezept Seite 75)

129

Fleischgerichte – Stufe I

Bei der Milden Ableitungsdiät gibt es am Anfang nur leicht verdauliches weißes Fleisch vom Huhn, von der Pute oder vom Kalb. Erst während der Stufe III wird die Verdauungsleistung durch den Verzehr von rotem Fleisch stärker gefordert. Fleisch ist aufgrund des Bindegewebes grundsätzlich intensiver zu kauen als der zartere Fisch, der schon von seiner Struktur her leichter verdaulich ist.

Wie beim Fisch sind auch beim Fleisch Pflege, Haltung und Fütterung der Tiere entscheidend für beste Qualität. Der Geschmack und der biologische Wert hängen davon ab; außerdem ist es be-

ruhigend zu wissen, woher das Fleisch stammt. Kaufen Sie bei Ihrem Metzger am besten nur die Menge ein, die Sie bis zum nächsten Tag verbrauchen.

Ungewürztes Fleisch lässt sich auch gut einfrieren – nehmen Sie hierzu passende Kunststoffbeutel oder Klarsichtfolie. Zum Auftauen wird das Fleisch in einem Gefäß über Nacht in den Kühlschrank gelegt.

Tipp

Fleischgerichte können gut vorgekocht und wiedererwärmt werden. Auch zum Einfrieren sind die fertigen Gerichte gut geeignet.

SO WIRD'S GEMACHT

Fett einsparen

Auf Fett völlig zu verzichten ist nicht ratsam. Die Devise lautet: Fettarme Lebensmittel einkaufen und bei der Zubereitung sparsam mit Fett umgehen. Dafür das richtige Pflanzenöl verwenden, auch um die fertigen Speisen hinterher damit zu veredeln.
Um beim Zubereiten Fett zu sparen, gibt es mehrere Möglichkeiten:

- Das Fett mit einem Pinsel in die Pfanne streichen.
- Beschichtete Pfannen verwenden.
- Anfangs mit Teelöffel messen: 1 TL = 3 g Fett.
- Garfolien, Römertopf und Spezialgeschirr einsetzen.

Im Sinne der leichteren Verdaubarkeit, aber auch im Sinne der Trennkost und Kohlenhydratreduktion wird zu Fleischgerichten anfangs ausschließlich Gemüse als Beilage serviert. Fleischgerichte sind so leichter verdaulich. Es passen die gleichen Gemüse als Beilage wie beim Fisch (siehe Seite 122).

Naturschnitzel mit Kräuter-Basensoße

▶ **Für 2 Portionen**
2 Schnitzel à 100 g vom Huhn, von der Pute oder vom Kalb · 1 TL Rapsöl · ⅛ l Basensoße (siehe Rezept Seite 85, notfalls Basensuppe (siehe Rezept Seite 80) · 2–3 EL Gemüsebrühe oder Wasser · Meersalz

▬ Die Schnitzel klopfen, salzen und in einer beschichteten Pfanne mit Rapsöl beidseitig hellbraun anbraten. Aus der Pfanne nehmen und warmhalten.
▬ Den Bratensatz mit 2 EL Gemüsebrühe einkochen, die Basensoße einrühren, einmal aufkochen und die Schnitzel darin noch einmal kurz erhitzen. Dabei auch den austretenden Fleischsaft berücksichtigen, damit die Soße nicht zu dünn wird.

▬ Zum Naturschnitzel passen alle Kräuter-Basensoßen (siehe Seite 85). Dazu servieren Sie Gemüse als Beilage (siehe Rezepte ab Seite 89) und ab MAD III Kartoffelpüree (Seite 97).

▶ **Nährwerte pro Portion:**
135 kcal   25 g E   2 g F   3 g KH   0 BE

Tipp
Sie können die Kräutersoße notfalls auch aus Kartoffelpüree herstellen: Püree mit dem beim Braten abgelaufenen Fleischsaft und etwas Gemüsebrühe zur Soße verdünnen und mit 1 TL Kräuterpesto würzen! Auch eine dicke Basensuppe lässt sich zur Kräutersoße ableiten.

GRUNDREZEPT

Kalbsbraten oder Huhn mit Gemüse

▶ **Für 4 Portionen**

450 g Kalbsschulter oder 1 ganzes Huhn (oder Putenbrust) · 2 Petersilienwurzeln · 2 Karotten · ½ Sellerieknolle · 2 gelbe Rüben · ½ Selleriestange · 3 Rosmarinzweige · Meersalz · Galgant aus der Mühle · ¼–½ l Gemüsebrühe oder Wasser

■ Das Gemüse schälen und in Stücke schneiden.

■ Kalbfleisch oder Huhn mit Salz und Galgant würzen, in das Bratgeschirr etwa l Gemüsebrühe gießen, Fleisch hineinlegen und im vorgeheizten Ofen bei 200–220 °C die ersten 20 Minuten bräunen. Dann evtl. wenden, das Gemüse seitlich des Bratengeschirrs verteilen, Rosmarinzweige aufs Fleisch legen und in den weiteren 20–30 Minuten das Gemüse immer wieder wenden und alles mit dem Saft übergießen. Darauf achten, dass immer genügend Flüssigkeit vorhanden ist, alles schön Farbe bekommt und nichts anbrennt.

■ Das Fleisch in 4 Portionen aufteilen und mit dem Gemüse und Natursaft auf heißen Tellern anrichten.

■ Bei MAD III können Sie evtl. zusätzlich 2–3 halbierte Kartoffeln mitbraten und später bei Normalkost 3–4 Zwiebelhälften und Lauch oder Jungzwiebel.

▶ **Nährwerte pro Portion:**

133 kcal 25 g E 3 g F 2 g KH 0 BE

Tipp

Auf diese Weise können Sie auch ein Kaninchen, eine Lammkeule oder andere Teile vom Kalb oder Rind zubereiten. Bei Schmorbraten mit Basensoße aufgießen.

Huhn mit Gemüse ▶

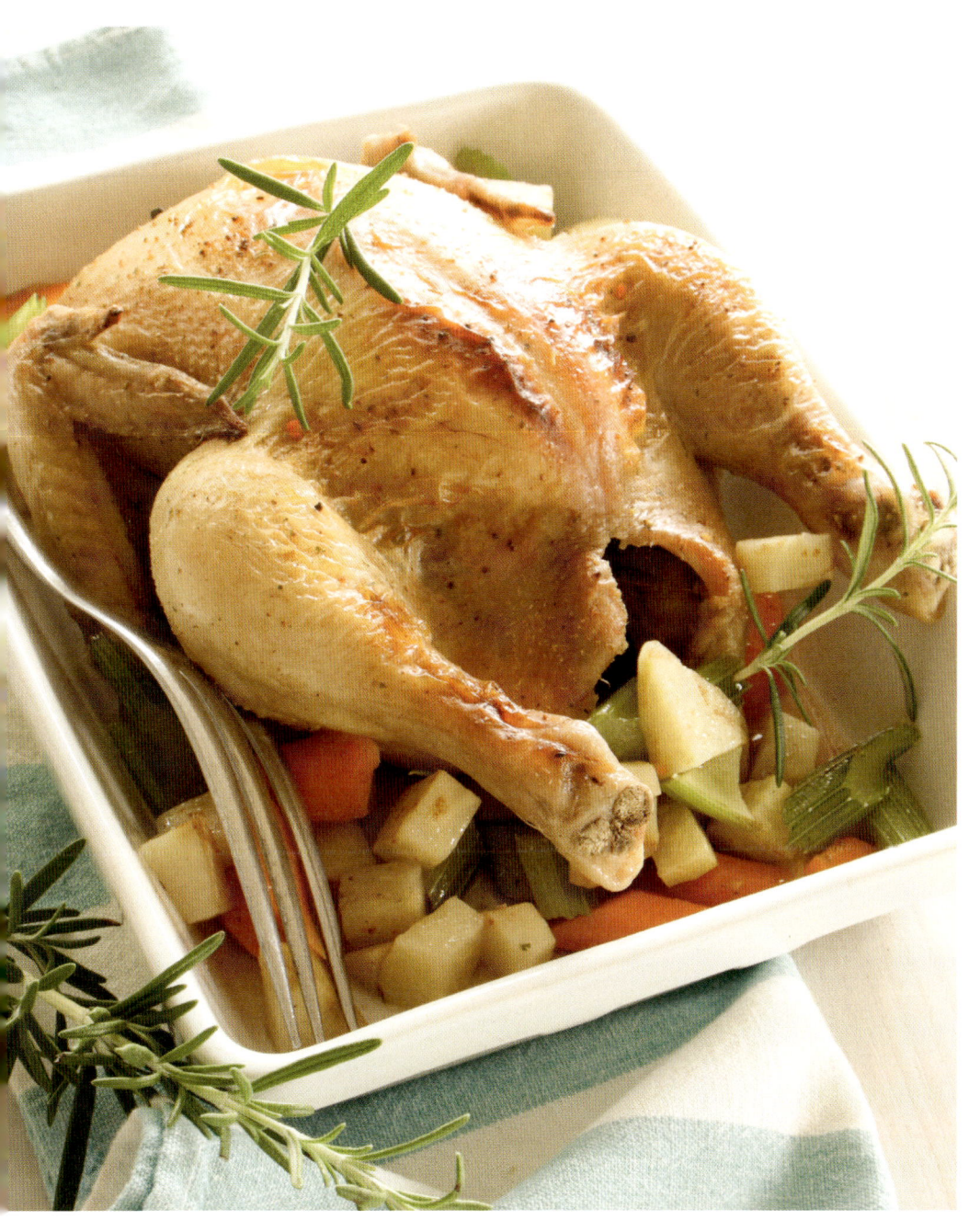

Hühnerfleisch mit Mangold und Fenchel im Wok

▶ **Für 2 Portionen**

100 g Hühnerfilet
3 g Rapsöl
50 g Staudensellerie mit Grün
100 g frischer Mangold
100 g frischer Fenchel
50 g gelbe Rüben oder Karotten
1 TL (10 g) Maisstärke
1 TL (5 g) Sojasoße
1/8 l Gemüsebrühe
evtl. 1/8 l Basensoße
Meersalz
1 TL frische Ingwerwurzel
1/2 TL frische Thymianblättchen

- Ingwer schälen und sehr fein schneiden, Mangold putzen und grob schneiden, Wurzelgemüse schälen und in feine Scheiben schneiden, Hühnerfilet in feine Scheiben schneiden.
- Selleriegrün mit Rapsöl im Wok kurz anbraten und dann herausnehmen.
- Hühnerfilet in einer Schüssel mit Maisstärke, Sojasoße und 2–3 EL Gemüsebrühe vermischen, in der Wokpfanne kurz anbraten und herausnehmen. Nun das Wurzelgemüse anbraten, dabei nach und nach etwas Gemüsebrühe angießen.
- Mangold, Thymian und Ingwer zugeben, salzen und alles Gemüse knackig garen.
- Zuletzt Selleriegrün und das Fleisch mit dem Saft untermischen und etwa 2 Minuten zugedeckt ziehen lassen.
- Die dicke Basensoße untermischen und falls nötig nachschmecken.

▶ **Nährwerte pro Portion:**
105 kcal   14 g E   2 g F   7 g KH   1 BE

Tipp

Sie können die Gemüsemischung beliebig variieren, notfalls auch etwas Tiefkühlgemüse verwenden. Zuletzt können zusätzlich 50 g gekochte Glas- oder Reisnudeln untergemischt werden.

Abendessen

Das Abendessen wegzulassen ist wohl das beste Patentrezept, um schlank zu werden und zu bleiben. Aber auch um sich wohler zu fühlen und besser zu schlafen, ist es hilfreich. Am Abend ist der Organismus von der Tagestätigkeit ermüdet. Auch die Verdauungsorgane verringern ihre Aktivität. Für die Verdauungsleistung ist aber viel Energie nötig, weshalb die meisten Menschen nach dem Essen müde und träge werden. Ein üppiges Abendessen ist daher kontraproduktiv, wird meist nur ungenügend verdaut und fällt zumindest teilweise der Zersetzung anheim. Daher wird während der Mayr- und Ableitungskuren zur Verdauungsentlastung und Energieeinsparung abends nur Kräutertee und bei Bedarf eine Kursemmel oder ein Dinkelfladen mit etwas Aufstrich gereicht.

Bei der Milden Ableitungsdiät in diesem Buch, die ja vorwiegend für Berufstätige und als Einstieg in die Mayr-Kur zu verstehen ist, fällt das Abendessen etwas weniger spartanisch aus. Dafür ist aber die Zeit der Durchführung entsprechend zu verlängern (ca. 4–6 Wochen), um den gleichen Erfolg zu haben wie bei einer strenger geführten Entschlackungs- und Entgiftungskur über 3 Wochen. Sollten Sie zu Mittag aus Berufsgründen gar nicht dazu kommen, die MAD zu essen, so können Sie am späten Nachmittag oder frühen Abend das Mittagessen nachholen, indem Sie einige besonders leicht verdauliche Gerichte aus dem Rezeptteil MAD I auswählen. Hier einige Vorschläge für ein leichtes Abendessen:

- Getreidebreie – Rezepte Seite 65 ff.
- Brotaufstriche – Rezepte Seite 69 ff.
- Pellkartoffeln mit Sauerrahmsoße (Rezept Seite 100) und/oder Gemüse (Rezepte Seite 89 ff.)
- Couscous, Reis, Nudeln oder Hirse mit Gemüse – Rezepte ab Seite 104
- Gemüsegerichte – Rezepte Seite 89 ff.
- Fischgerichte mit Gemüse – Rezepte Seite 122 ff.
- Fleischgerichte mit Gemüse – Rezepte Seite 130 ff.
- Brotfladen/Kursemmel – Rezepte Seite 69 und 64

Alle Obstsorten, Kompotte und Salate sind wegen ihrer besonderen Gärungsfreudigkeit abends zu meiden. Das gilt übrigens auch für die Zeit nach der Ableitungskur.

Milde Ableitungsdiät – Stufe II

In der zweiten Stufe kommen etwas anspruchsvollere Kost- und Zubereitungsarten vor. Der Übergang zur zweiten Stufe ist – je nach Verlauf – nach ein bis zwei Wochen zu empfehlen.

Im Unterschied zur ersten Stufe der Kur können als Beilage zu Fisch oder Fleischgerichten Mischungen aus zwei Gemüsesorten gereicht werden. Zusätzlich können Sie beste kalt gepresste Pflanzenöle und Butter in bescheidenen Mengen verwenden. Beachten Sie bitte weiterhin das Kurprogramm von Seite 28 ff. mit dem regelmäßigen Bittersalztrunk am Morgen.

Brötchen und Fladen – Stufe II

Das bisherige Milchfrühstück kann durch weitere Zulagen angereichert werden (= erweiterte Milchdiät). Dazu gehören etwas gute Butter, frischer, milder Schafskäse und ab und zu ein weiches Ei. Die schon aus der ersten Stufe bekannten Fladenbrote und Dinkelbrötchen können nun mit unterschiedlichen Gewürzen und weiteren Zutaten angereichert werden.

Variationen für Dinkelfladen
Fladen nach dem Grundrezept von Seite 64 zubereiten. Zusätzliche Zutaten können Sie wahlweise vor dem Backen in den Fladenteig mischen:
- 100 g Sonnenblumenkerne, gehackt
- 2 EL Küchenkräuter, frisch geschnitten
- 100 g geröstete Kürbiskerne, gehackt
- 100 g Mandeln, klein geschnitten
- 100 g Pinienkerne, grob gehackt
- 1 EL Schwarzkümmel, ganz
- 1 EL Hanfsamen, gestoßen
- 1 EL Anis, ganz
- 2 EL Olivenfleisch, klein geschnitten

Variationen für Dinkelbrötchen

Brötchen nach dem Grundrezept von Seite 64 zubereiten. Zusätzlich vor dem Backen zum Brötchenteig mischen:

- 2 EL Küchenkräuter
- 2 EL Sonnenblumenkerne, geschrotet
- 1 EL Leinsamen, geschrotet
- 1 EL Sesamsamen, ungeschält
- 1 EL Kürbiskerne, geröstet, gehackt
- 1 EL Schwarzkümmel
- 50 g Hartkäse
- 50 g Rinderschinken, fein gewürfelt

Aufstriche– Stufe II

Während der Stufe II der Milden Ableitungsdiät können Sie die Aufstriche von Seite 69–74 weiter verwenden – zum Milchfrühstück, zu Folienkartoffeln oder als Beigabe zur Kursemmel am Abend. Auch der folgende Quark-Leinöl-Aufstrich ist eine gute Ergänzung des Milchfrühstücks. Er entspricht einer günstigen und wertvollen Eiweißkombination nach Dr. Johanna Budwig.

Öl-Quark-Aufstrich

▶ **Für 4 Portionen**

150 g Magerquark · 100 g Gervais · 6 EL Milch oder Sahne · 3 EL bestes, kaltgepresstes Leinöl · Meersalz

- Alles miteinander zu einem glatten Aufstrich vermischen und im Kühlschrank aufbewahren.

Getreidebreie – Stufe II

Getreidebreie können auch in der MAD II alternativ zum Milchfrühstück gegessen werden – hier sind nun auch süße Variationen geeignet. In Kombination mit einer leckeren Suppe (siehe Seite 139) können Sie ein pikant gehaltenes Breigericht übrigens als leichtes Mittag- oder Abendessen verzehren.

Als Grundbreie dienen, außer den nun folgenden, auch alle auf den Seiten 65 ff. genannten Rezepte. Auch während der zweiten Stufe der Milden Ableitungsdiät empfiehlt es sich, im Sinne der Monotonie bei einer gewählten Variante zu bleiben, damit der Verdauungstrakt weiterhin geschont wird.

Süßer Haferflockenbrei zum Frühstück

▶ Für 2 Portionen

3 gehäufte EL (60 g) Haferflocken · ¼ l Wasser mit ¼ l Milch gemischt (falls Kuhmilch nicht vertragen wird, Sahnemilch = 20 % Sahne mit 80 % Wasser verdünnen. Bei Laktoseintoleranz laktosefreie Milch oder ca. ½ l Reis-, Hafer- oder Sojamilch verwenden) · eine Prise Meersalz · ½ Banane (50 g) · 20 g Mandelmus, ungezuckert

– Getreideflocken in die Flüssigkeit streuen und unter Rühren etwa 5 Minuten köcheln lassen.
– Banane klein schneiden, zusammen mit dem Mandelmus in den Brei geben und mit einer Prise Salz gut vermischen.

▶ Nährwerte pro Portion:
256 kcal   10 g E   11 g F   30 g KH   3 BE

Tipp

Sie können Mandelmus übrigens auch selbst machen: 2 EL Mandeln in ein Mixglas geben und mit etwas verdünntem Grundbrei oder Wasser dicklich pürieren. Eventuell zusätzlich 1 TL Bienenhonig oder Ahornsirup einrühren.

Maisgrießbrei mit Ingwer

▶ Für 2 Portionen

60 g Maisgrieß oder frisch geschrotetes Mais- oder Gofiomehl (siehe Rezept Seite 68) · ca. ½ l Flüssigkeit (siehe Rezept Haferflockenbrei) · 1 Prise Meersalz · 1 EL kaltgepresstes Leinöl, Mandelöl oder anderes Pflanzenöl · ½ TL frische Ingwerwurzel, gehackt

– Getreide mit der Flüssigkeit einmal aufkochen lassen und zugedeckt 10 Minuten auf Stufe 1 ausquellen lassen.
– Mit Öl und Ingwer vermischen.

▶ Nährwerte pro Portion:
124 kcal   3 g E   3 g F   38 g KH   3 BE

Hirse-Kraftbrei mit Honig und Mandeln

▶ **Für 2 Portionen**
60 g Goldkernhirse · ca. ½ l Flüssigkeit (siehe Rezept Haferflockenbrei) · Meersalz · 1 TL Bienenhonig (10 g), falls er gut vertragen wird · 30 g grob gehackte Mandeln · 1 EL (5 g) kaltgepresstes Mandelöl

▬ Hirse mit der Flüssigkeit 10 Minuten kochen lassen, Kochplatte ausschalten und zugedeckt auf der warmen Kochplatte 15 Minuten ausquellen lassen. Zwischendurch nicht umrühren.
▬ Honig und Mandeln mit dem Brei vermischen.

▶ **Nährwerte pro Portion:**
225 kcal   5 g E   11 g F   25 g KH   2 BE

Süßer Gofiobrei

▶ **Für 2 Portionen**
60 g frisch geschrotetes Gofiomehl (siehe Rezept Seite 68) · ca. ¼ l Wasser · ¼ l Milch · eine Prise Meersalz · 1 TL (10 g) Bienenhonig · ½ (50 g) Apfel, gerieben

▬ Gofiomehl mit dem Schneebesen und kalter Flüssigkeit anrühren, 2–3 Minuten unter Rühren kochen lassen.
▬ Vom Herd nehmen und zugedeckt 2–3 Minuten ausquellen lassen.
▬ Die weiteren Zutaten mit dem Brei vermischen.

▶ **Nährwerte pro Portion:**
132 kcal   3 g E   1 g F   23 g KH   2 BE

139

Suppenvarianten – Stufe II

Neben den Suppen ab Seite 78 können Sie in der zweiten Stufe der Milden Ableitungsdiät folgende Suppen ausprobieren. Sie sind zusätzlich mit Getreide angereichert. Die Basensuppen der MAD I lassen sich vielfältig variieren und bieten so eine willkommene Abwechslung.

Haferbreisuppe mit Gemüse

▶ Für 2 Portionen

3 gehäufte EL (60 g) Hafermark oder Haferflocken · ca. ³/₈ l Gemüsebrühe (siehe Rezept Seite 75) · 2 EL (20 g) Sahne (10 % Fett) · 30 g klein geschnittenes, gedämpftes Wurzelgemüse (Karotten, Sellerie, gelbe Rüben usw.) · Meersalz · 1 TL gehackte Petersilie

- Getreide zunächst mit ¼ l Gemüsebrühe unter Rühren 3–5 Minuten kochen lassen.
- Dann den Rest der Gemüsebrühe, die Sahne, Petersilie und das gedämpfte Gemüse zugeben und mit Meersalz gut abschmecken.

▶ Nährwerte pro Portion:
120 kcal   3 g E   2 g F   22 g KH   2 BE

Hirsesuppe mit Gemüse

▶ Für 2 Portionen

60 g Goldkernhirse · ca. ³/₈ l Gemüsebrühe (siehe Rezept Seite 75) · 2 EL kaltgepresstes Oliven- oder Mandelöl · 1 TL Liebstöckel, frisch geschnitten · 50 g gedämpftes Wurzelgemüse (Karotten, Sellerie, gelbe Rüben usw.) · Meersalz

- Getreide mit der Gemüsebrühe 10 Minuten kochen lassen und zugedeckt weitere 10 Minuten auf Stufe 1 ausquellen lassen.
- Danach Öl, Liebstöckel sowie Gemüse zugeben und mit Meersalz abschmecken.

▶ Nährwerte pro Portion:
165 kcal   3 g E   7 g F   42 g KH   2 BE

Mögliche Variationen für Basensuppen

- Kartoffel-Basensuppe nach dem Rezept von Seite 79 zubereiten und zusätzlich mit 2 EL bestem kalt gepresstem Leinöl anreichern. Außerdem etwas fein geschnittenen Staudensellerie mit Grün dazugeben.
- Gemüse-Basensuppe nach dem Rezept von Seite 80 zubereiten und zuletzt 2 Handvoll frischen Blattspinat zugeben und pürieren. Beim Anrichten mit etwas Sauerrahm und bestem kalt gepresstem Olivenöl garnieren.

Gemüsegerichte – Stufe II

Auch in der zweiten Stufe der Milden Ableitungsdiät ist Gemüse eine empfehlenswerte Hauptmahlzeit oder Beilage zu Fisch- oder Fleischgerichten. Neben den Gemüsegerichten von Seite 89 ff. finden Sie hier noch ein paar neue Anregungen.

Mangold oder Blattspinat mit Mandeln

▶ **Für 2 Portionen**

500 g Mangold oder Spinat · 1 TL (3 g) kaltgepresstes Mandelöl · 30 g grob gehackte Mandeln · 60 ml Basensoße (siehe Rezept Seite 84) · Meersalz · Muskatnuss, frisch gerieben

- Mangold bzw. Spinat putzen, waschen und grob schneiden, die dickeren Stiele vom Blattgrün trennen. Blattspinat ganz lassen.
- Die Stiele zuerst entweder in der Kasserolle oder in der Wokpfanne mit etwas Gemüsebrühe 3–4 Minuten weich dünsten oder im Kocheinsatz kernig weich dämpfen. Dann das Blattgrün dazumischen und weitere 2–3 Minuten mitgaren.
- Mit Meersalz und Muskatnuss abschmecken und mit heiß gemachter Basensoße, Mandeln sowie Mandelöl mischen.

▶ **Nährwerte pro Portion:**

170 kcal   11 g E   8 g F   11 g KH   1 BE

141

Zucchini-Auberginen-Gemüse mit Oliven

▶ **Für 2 Portionen**

250 g Zucchinischeiben

250 g Auberginenscheiben

1 EL warmgepresstes Olivenöl zum Braten

30 g Olivenfleisch, evtl. grün und schwarz gemischt, klein geschnitten

1 EL Basilikumblätter, fein geschnitten oder

1 TL (5 g) Pesto

100 g Tomatenwürfel

1 EL kalt gepresstes Olivenöl

■ Das warm gepresste Olivenöl in die Kasserolle oder Wokpfanne geben.

■ Darin das Gemüse nacheinander in Etappen beidseitig anbraten.

■ Zuletzt alles mischen, heiß machen, mit Olivenfleisch sowie Basilikumblättern oder Pesto und Tomaten mischen und vor dem Anrichten 1 EL kalt gepresstes Olivenöl darüber träufeln.

▶ **Nährwerte pro Portion:**

170 kcal   11 g E   8 g F   11 g KH   1 BE

wichtig

Achten Sie immer darauf, dass das Gemüse nicht zu weich gegart wird! Es zieht noch etwas nach.

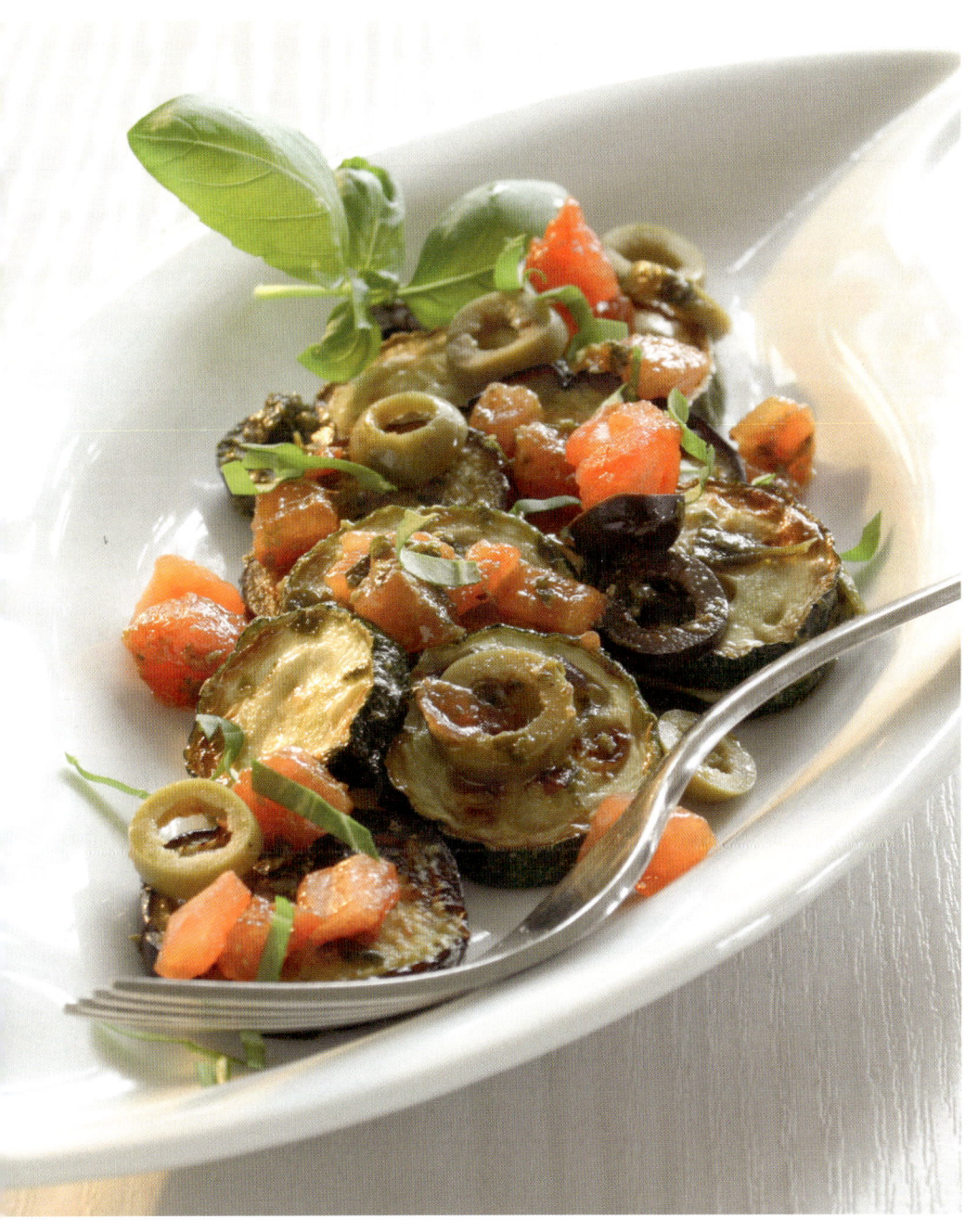

Überdämpfte Tomaten mit Basilikum und Schafsmozzarella

▶ **Für 2 Portionen**

500 g sonnengereifte, feste Fleischtomaten · 50 g Schafsmozzarella · 1 Bund frisches Basilikum und 1 TL Basilikumpesto · 1 EL (5 g) bestes, kalt gepresstes Olivenöl · Meersalz

- Den Strunk der Tomaten herausschneiden, die Tomaten an der runden Seite leicht einritzen und ein paar Sekunden in kochendes Wasser tauchen.
- Die Haut abziehen und die Tomaten in dicke Scheiben schneiden.
- Auf einen Teller so anrichten, dass dazwischen – dachziegelartig – Mozzarellascheiben und Basilikumblätter liegen.
- Darüber kommt das kalt gepresste Olivenöl, das Basilikumpesto und das Meersalz.

▶ **Nährwerte pro Portion:**

118 kcal   9 g E   6 g F   7 g KH   1 BE

Tipp

Sie können die Tomaten auch mit angebratenen Zucchini, Auberginenscheiben oder Mangoldspinat mischen. Im Winter verwenden Sie am besten unkonservierte, eingelegte oder getrocknete Tomaten!

Buntes Gemüseratatouille

▶ **Für 2 Portionen**

500 g gemischtes Gemüse (Karotten, gelbe Rüben, Zucchini, Pastinaken, Fenchel und/oder Sellerieknolle, evtl. auch Auberginen und Staudensellerie mit Grün) · 1 Bund frisches Basilikum · Meersalz · $\frac{1}{8}$ l Kräuter-Basensoße (Rezept Seite 85) · 250 g frische Champignons · 200 g Tomaten · 1 TL (3 g) Olivenöl

- Das geputzte Gemüse in dünne Scheiben schneiden und im Kocheinsatz oder im Dampfgerät knackig weich dämpfen.
- Zucchinischeiben, Auberginenwürfel und geviertelte oder halbierte Champignons etappenweise in einer beschichteten Pfanne mit 1 TL Olivenöl kurz anbraten.
- Tomaten enthäuten, vierteln und das Kerngehäuse entfernen.
- Alle Gemüse miteinander in der Pfanne mit Basensoße mischen und mit fein geschnittenen Basilikumstreifen und Meersalz würzen.

▶ **Nährwerte pro Portion:**

109 kcal   9 g E   0 g F   16 g KH   1 BE

Kartoffelgerichte – Stufe II

In der zweiten Stufe der Milden Ableitungsdiät haben Sie auch bei den Kartoffelgerichten etwas mehr Variationsmöglichkeiten. Zu den verschiedenen Kartoffelgerichten wie Kartoffelpüree, Folienkartoffeln oder Gnocchi können Sie jeweils Gemüsebeilagen mit zwei verschiedenen Gemüsesorten essen.

Kartoffelbrei mit Gemüse

Den Kartoffelbrei nach dem Grundrezept von Seite 97 zubereiten. Dazu passen in der zweiten Stufe der Milden Ableitungsdiät folgende Beilagen:

- Zucchini-Auberginen-Gemüse (Rezept Seite 142)
- Mangold oder Spinat mit Mandeln (Rezept Seite 141)
- Gemüseratatouille mit Champignons (Rezept Seite 144)
- Tomaten mit Schafsmozzarella (Rezept Seite 144)
- Sesam und Basilikumgemüse (Rezept Seite 103)
- Rucola und Radicchio (Rezept Seite 158)
- Spiegelei – hierfür ganz wenig Gemüsebrühe in einer beschichteten Pfanne heiß machen und darin das Spiegelei zubereiten.

Folien- oder Pellkartoffel

Die Folienkartoffel wird nach dem Grundrezept von Seite 99 zubereitet. Die Sauerrahmsoße zu den Folienkartoffeln kann in der MAD II variiert werden. Vermischen Sie 2 EL Sauerrahm mit einer Prise Salz und
- 1 EL gutem Tomatenpüree oder
- 1 EL gutem, mildem Currypulver oder
- 1 EL Sesampaste oder gehackten Walnüssen oder
- 1 EL fein geriebenem Schafskäse oder
- 1 EL Mandelmus (siehe Seite 138).

Natürlich können Sie auch weiterhin die Aufstriche aus der ersten Stufe der Milden Ableitungsdiät zu den Folienkartoffeln servieren. Mit einem Brotfladen und Kräutertee ergibt der Aufstrich ein leichtes Abendessen.

Die beim Kartoffelbrei angeführten Gemüsebeilagen schmecken natürlich auch zu Pell- und Folienkartoffeln. Weitere Variationen finden Sie anschließend.

145

Folien- oder Pellkartoffeln mit Tomaten und Basilikum

▶ **Für 2 Portionen**

4 mittelgroße mehlige Kartoffeln (400 g) · 150 g Tomaten · 1 EL Basilikumstreifen, frisch geschnitten oder 1 TL Kräuterpesto · Meersalz · Galgant aus der Mühle

- Kartoffeln als Pell- oder Folienkartoffeln zubereiten (siehe Seite 99).
- Tomaten überbrühen, schälen, vierteln, die Kerne entfernen und in Würfel schneiden.
- Die Tomatenwürfel mit den frisch geschnittenen Basilikumstreifen vermischen, mit Meersalz und Galgant würzen und in die Kartoffeln füllen oder dazu servieren.

▶ **Nährwerte pro Portion:**

167 kcal   5 g E   2 g F   32 g KH   3 BE

Folien- oder Pellkartoffeln mit Schafskäse und Zitronenmelisse

▶ **Für 2 Portionen**

4 mittelgroße mehlige Kartoffeln (400 g) · 50 g geriebener Schafskäse · 1 EL (30 g) Sauerrahm · 1 TL frische Zitronenmelisse, fein geschnitten oder 1 TL Kräuterpesto · Meersalz · Galgant aus der Mühle

- Kartoffeln als Pell- oder Folienkartoffeln zubereiten (siehe Seite 99).
- Den geriebenen Schafskäse mit Sauerrahm und Zitronenmelisse mischen und mit Meersalz und Galgant aus der Mühle abschmecken.
- In die Kartoffeln füllen oder dazu servieren.

▶ **Nährwerte pro Portion:**

218 kcal   9 g E   6 g F   30 g KH   3 BE

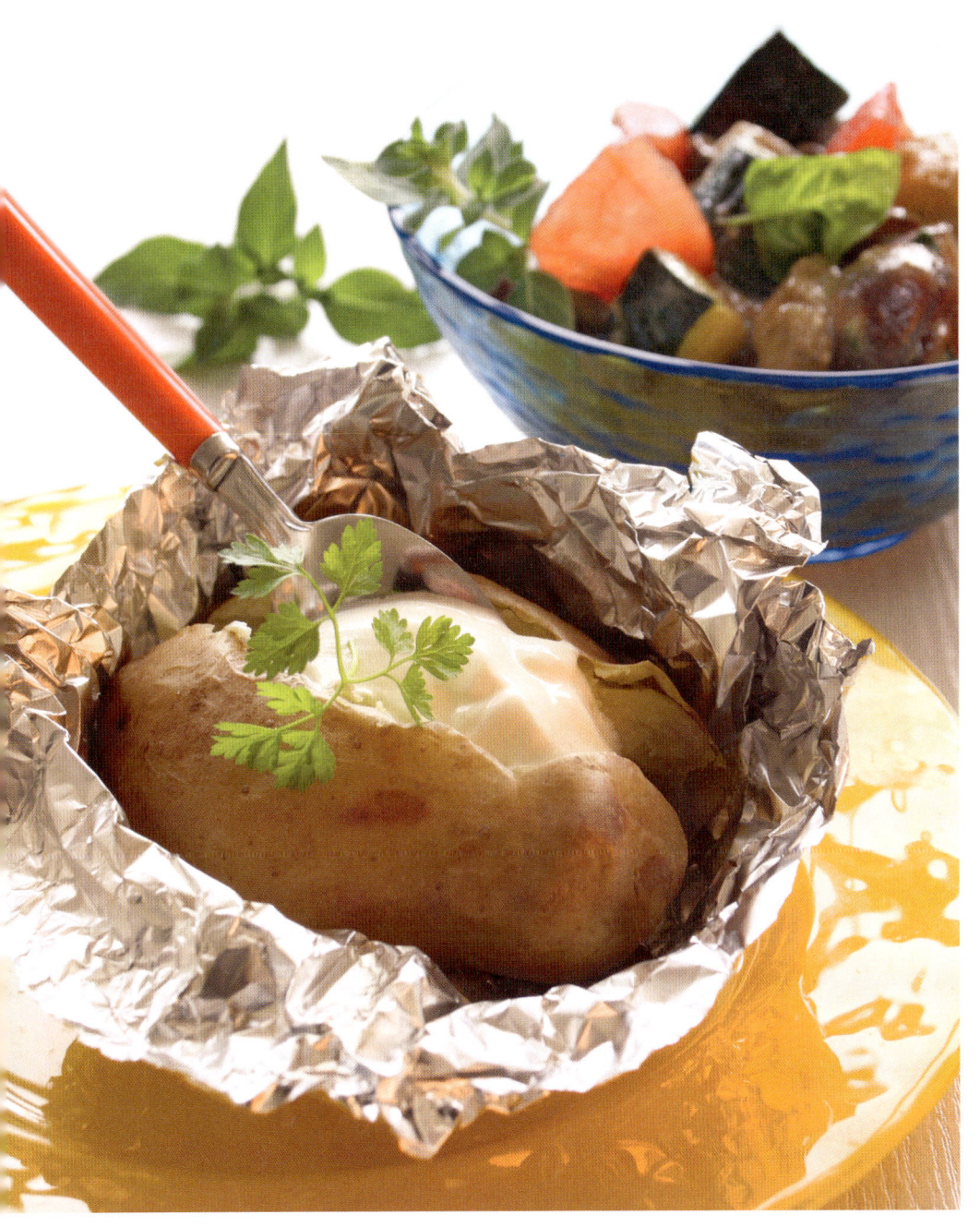

Kartoffelgnocchi mit Gemüsebeilage

Die Gnocchi nach dem Grundrezept auf Seite 100 zubereiten. Folgende Gemüsebeilagen können Sie nun dazu auswählen:

- Zucchini-Auberginen-Gemüse (Rezept Seite 142)
- Mangold oder Spinat mit Mandeln (Rezept Seite 141)
- Gemüseratatouille mit Champignons (Rezept Seite 144)
- Tomaten mit Schafsmozzarella (Rezept Seite 144)

Kartoffelgnocchi mit Zucchinistreifen und Rucola

▶ **Für 2 Portionen**

2 Portionen Gnocchi (siehe Grundrezept Seite 100) · 10 g Butter und 1 TL Olivenöl · 100 g fein geschnittene Zucchinistreifen · 30 g grob geschnittener Rucola oder 1 TL Kräuterpesto · Meersalz und Galgant aus der Mühle

- Zuerst die Zucchinistreifen 2–3 Minuten in einer großen beschichteten Pfanne oder in der Wokpfanne mit Butter und Olivenöl langsam anbraten.
- Herausnehmen und die Gnocchi 2–3 Minuten anbraten.
- Mit den Zucchinistreifen und Rucola mischen.
- Mit Meersalz und Galgant aus der Mühle würzen und anrichten.

▶ **Nährwerte pro Portion:**

373 kcal   12 g E   8 g F   62 g KH   5 BE

Kartoffelgnocchi mit Auberginen und Tomaten

- Tomaten überbrühen, schälen, vierteln, die Kerne entfernen und in kleine Würfel schneiden; Auberginen schälen und in Würfel schneiden.
- Zuerst die Auberginenwürfel in einer großen beschichteten Pfanne oder im Wok mit 10 g Butter und 1 TL Olivenöl 2–3 Minuten anbraten und herausnehmen.
- Nun die Gnocchi kurz anbraten und mit den Auberginenwürfeln mischen.
- Mit Meersalz und Galgant aus der Mühle würzen.
- Zuletzt die gewürfelten Tomaten und die klein geschnittenen Basilikumblätter untermischen. Anrichten und mit Basilikumblättern garnieren.

▶ **Nährwerte pro Portion:**
377 kcal   12 g E   8 g F   62 g KH   5 BE

▶ **Für 2 Portionen**
2 Portionen Gnocchi
 (siehe Grundrezept
 Seite 100)
10 g Butter und
1 TL Olivenöl
100 g Aubergine
 Meersalz
 Galgant aus der Mühle
100 g Tomate
1 EL frische Basilikum-
 blätter oder
1 TL Kräuterpesto

149

Kartoffelgnocchi mit Blattspinat und Schafskäse

▶ **Für 2 Portionen**

2 Portionen Gnocchi
(siehe Grundrezept
Seite 100)
10 g Butter
1 TL Olivenöl
100 g frischer, junger Blattspinat
Meersalz
Muskatnuss, frisch
gerieben
40 g Schafskäse, frisch
gerieben
1 EL frische Basilikumblätter (oder 1 TL Pesto)

- Die Gnocchi in einer beschichteten Pfanne oder in einer Wokpfanne mit Butter und Olivenöl langsam anbraten und zur Seite stellen.
- Blattspinat zugeben. Pfanne 2 Minuten zudecken und Spinat zusammenfallen lassen.
- Mit Meersalz und frisch geriebener Muskatnuss würzen.
- Auf zwei vorgewärmten Tellern anrichten und mit Schafskäse und Basilikumblättern servieren.

▶ **Nährwerte pro Portion:**
415 kcal   15 g E   12 g F   61 g KH   5 BE

150

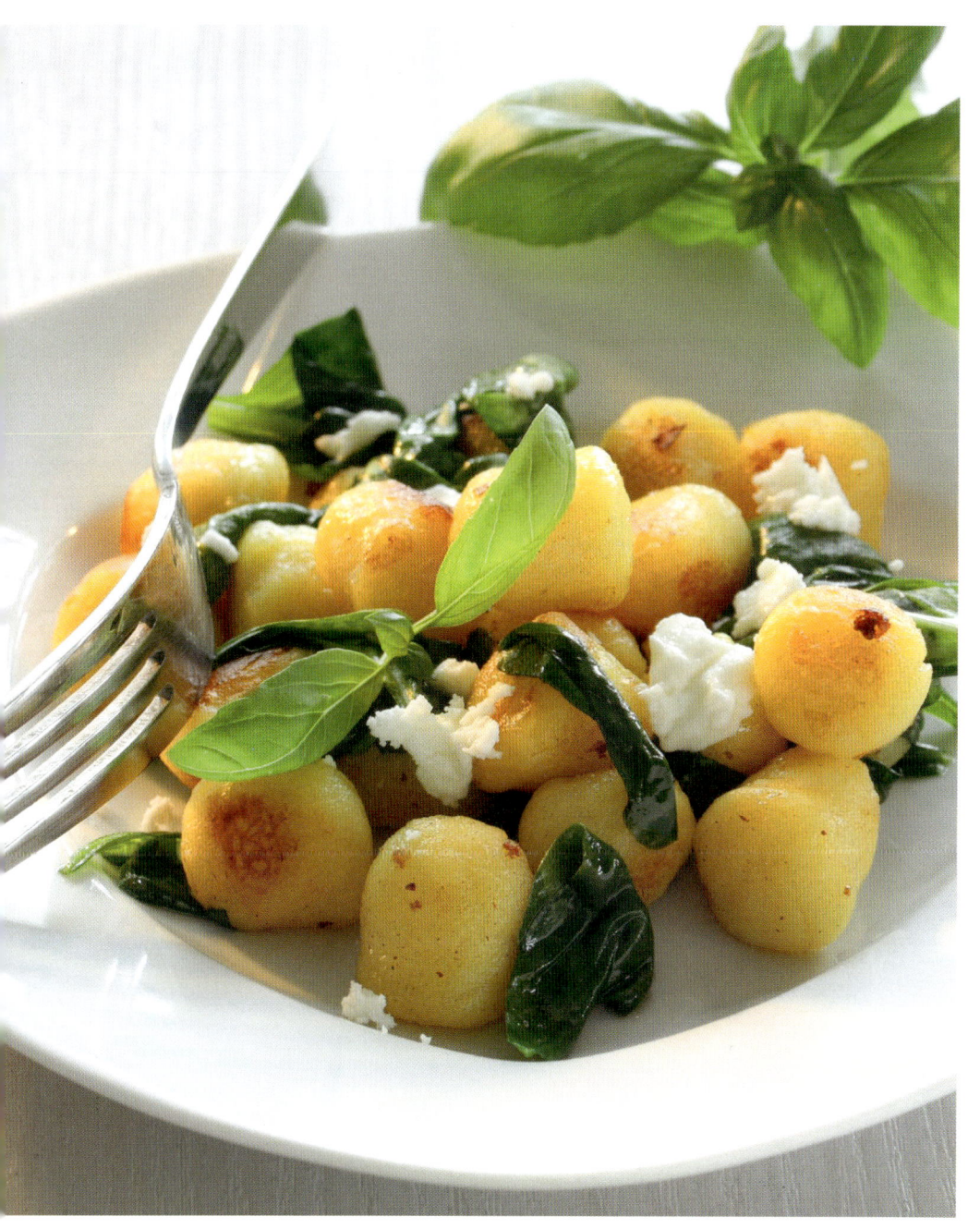

Polentagerichte – Stufe II

Die Polenta nach dem Grundrezept von Seite 102 zubereiten. Zur Auswahl stehen zu Polenta nun auch folgende Gemüse-beilagen sowie weitere Gerichte:

- Zucchini-Auberginen-Gemüse (Rezept Seite 142)
- Mangold oder Spinat mit Mandeln (Rezept Seite 141)
- Gemüseratatouille mit Champignons (Rezept Seite 144)
- Tomaten mit Schafsmozzarella (Rezept Seite 144)

Polenta mit Mangold oder Spinat

▶ **Für 2 Portionen**

1 Tasse Polenta · Meersalz · Muskatnuss, frisch gerieben · Galgant aus der Mühle · 300 g Mangold oder Spinat · etwas Gemüsebrühe · $\frac{1}{8}$ l Basensoße (Rezept Seite 85) · 1 TL (10 g) Sauerrahm

- Polenta nach dem Grundrezept auf Seite 102 zubereiten.
- Während die Polenta ausquillt, Mangold bzw. Spinat putzen, waschen und die dickeren Stiele in grobe Stücke schneiden. Das Blattgrün etwas größer schneiden.
- Zuerst die Stiele in einer größeren Kasserolle (oder im Kocheinsatz) mit 2–3 EL Gemüsebrühe 3–5 Minuten bissfest garen.
- Dann das Mangold- bzw. Spinatgrün zugeben, mit Meersalz, Galgant und wenig Muskatnuss würzen und kurz garen, bis auch das Grün weich ist.
- Mit Basensoße mischen und zur Polenta servieren.
- Mit 1 TL Sauerrahm garnieren.

▶ **Nährwerte pro Portion:**

265 kcal   9 g E   2 g F   52 g KH   4 BE

Polenta mit Kürbisgemüse

- Polenta nach dem Grundrezept auf Seite 102 zubereiten – entweder mit Gemüsebrühe oder mit Milch.
- Nach dem Garen der Polenta das Eigelb unter die Masse mischen und anrichten.
- Inzwischen für das Kürbisgemüse Muskatkürbis schälen, entkernen und Kürbisfleisch in grobe Würfel schneiden.
- Olivenöl in eine Kasserolle oder Wokpfanne geben.
- Zuerst Sellerie, dann Kürbis darin anschwitzen und zugedeckt unter ständiger Zugabe von kleinen Mengen Gemüsebrühe in etwa 5 Minuten weich dünsten.
- Zuletzt grob gehackte Kürbiskerne und kurz vor dem Anrichten Kürbiskernöl untermischen.
- Mit Sauerrahm und Kerbelkraut garnieren.

▶ **Nährwerte pro Portion:**
317 kcal   9 g E   9 g F   48 g KH   4 BE

▶ **Für 2 Portionen**
- 1 Tasse Polenta
  Meersalz
  frisches Kerbelkraut
- 1 Eigelb
- 300 g Muskatkürbis oder
  Zucchini
- 1 TL (3 g) Olivenöl
- 30 g Staudensellerie mit
  Grün, klein geschnitten
- 1 EL (10 g) Kürbiskerne,
  geröstet
- 1 EL (5 g) kalt gepresstes
  Kürbiskernöl
- 1 TL (10 g) Sauerrahm

WISSEN

Mais stärkt die Nerven

Mais wird in anderen Ländern viel häufiger als Nahrungsmittel verwendet als bei uns: In Italien macht man daraus die Ihnen nun schon bekannte Polenta und in Mexiko werden aus Maismehl Tortillas hergestellt. Mais ist außerdem einer der Hauptbestandteile des Whiskys.

Mais stärkt die Nerven, erhöht die Gehirnleistung und die Konzentrationsfähigkeit und hilft, Stress abzubauen.

Seine Hauptbestandteile sind neben einem hohen Gehalt an nervenstärkenden B-Vitaminen essenzielle Fettsäuren, Biotin, Folsäure sowie die Spurenelemente Mangan, Selen und Zink. Mangan beispielsweise ist Bestandteil vieler Enzymsysteme, die an der Energieumwandlung beteiligt sind. Daneben ist es auch wichtig für die Bildung von Knochen- und Bindegewebe.

Reisgerichte – Stufe II

Der Langkornreis oder Risotto wird nach dem Grundrezept von Seite 105 zubereitet. Neben den nun folgenden Rezepten passen in der MAD II zu Reisgerichten folgende Gemüsebeilagen:

- Zucchini-Auberginen-Gemüse (Rezept Seite 142)
- Mangold oder Spinat mit Mandeln (Rezept Seite 141)
- Gemüseratatouille mit Champignons (Rezept Seite 144)
- Tomaten mit Schafsmozzarella (Rezept Seite 144)

Um einen evtl. vorgekochten Langkornreis wieder zu erwärmen oder cremiger zu machen, können Sie ca. 65 ml dicke Basensuppe oder Basensoße (Seite 85) verwenden.

Krebsrisotto mit Tomaten und Rucola

▶ **Für 2 Portionen**

100 g Reis oder Risotto · 50 g eingelegte Flusskrebse oder frische Shrimps · 100 g Spinatblätter, frisch (notfalls gefroren) · 20 g Rucola oder Kresse · 100 g Tomate · 20 g geriebener Parmesan oder Schafskäse · 1 TL gehackte Petersilie

- Den Risotto nach dem Grundrezept von Seite 105 zubereiten.
- Tomaten überbrühen, enthäuten, entkernen und in Würfel schneiden.
- Am Ende der Risotto-Garzeit die grob geschnittenen Spinatblätter, den Rucola, die Krebse, den Parmesan, die Tomatenwürfel und die Petersilie unter den Risotto mischen, zudecken und 2 Minuten ziehen lassen.

▶ **Nährwerte pro Portion:**

296 kcal   13 g E   6 g F   42 g KH   4 BE

154

Fischrisotto mit Safran

- Bereiten Sie zuerst ein Risotto nach dem Grundrezept von Seite 105 zu. Geben Sie beim Dünsten des Reises das Gemüse und die Safranfäden dazu.
- Den Fisch ganz leicht salzen, mit Basilikumstreifen würzen, auf den nahezu fertigen Risotto legen und zugedeckt ca. 3–5 Minuten ziehen lassen. Reis dabei al dente halten.
- Wenn Sie eine Wokpfanne verwenden, brauchen Sie den Fisch nur auf den fast fertigen Risotto zu legen, den Wok mit dem Deckel zu schließen und 3–5 Minuten garziehen lassen. Diese Zeit beim Reis berücksichtigen.
- Sie können den Fisch aber auch separat im Kocheinsatz dämpfen – das empfiehlt sich auch, wenn Sie statt Rundkorn- Langkornreis verwenden.

▶ **Nährwerte pro Portion:**
287 kcal   18 g E   2 g F   43 g KH   4 BE

▶ **Für 2 Portionen**

100 g Reis oder Risotto

½ TL Safranfäden

150 g kleine filetierte Fischstücke (Zander, Barsch, Saibling)

1 TL frische Basilikumstreifen oder Basilikumpesto

100 g Wurzelgemüse, klein geschnitten

Brennnessel- oder Löwenzahnrisotto

▶ **Für 2 Portionen**

100 g Reis oder Risotto

30 g junge Brennnessel oder junger Löwenzahn

20 g frischer Bärlauch oder

1 TL Kräuterpesto

20 g Parmesan, Schafs- oder Ziegenkäse, frisch gerieben

- Bereiten Sie zuerst ein Risotto nach dem Grundrezept von Seite 104 zu.
- Geben Sie ziemlich zum Schluss entweder sehr junge Brennnessel oder jungen Löwenzahn grob geschnitten zum Risotto, und lassen Sie es noch 2–3 Minuten nachdünsten, sodass die Frischkräuter knackig bleiben.
- Im Frühling können Sie das Risotto mit feinen Streifen von frischem Bärlauch abrunden.
- Mit frisch geriebenem Parmesan, Schafs- oder Ziegenkäse bestreuen.

▶ **Nährwerte pro Portion:**

258 kcal   7 g E   5 g F   41 g KH   4 BE

Tipp

Im Frühling, von März bis Mai, können Sie die Brennnesseln oder den Löwenzahn draußen sammeln und damit dieses köstliche Risotto zubereiten. Löwenzahn und Bärlauch werden auch auf dem Wochenmarkt angeboten.

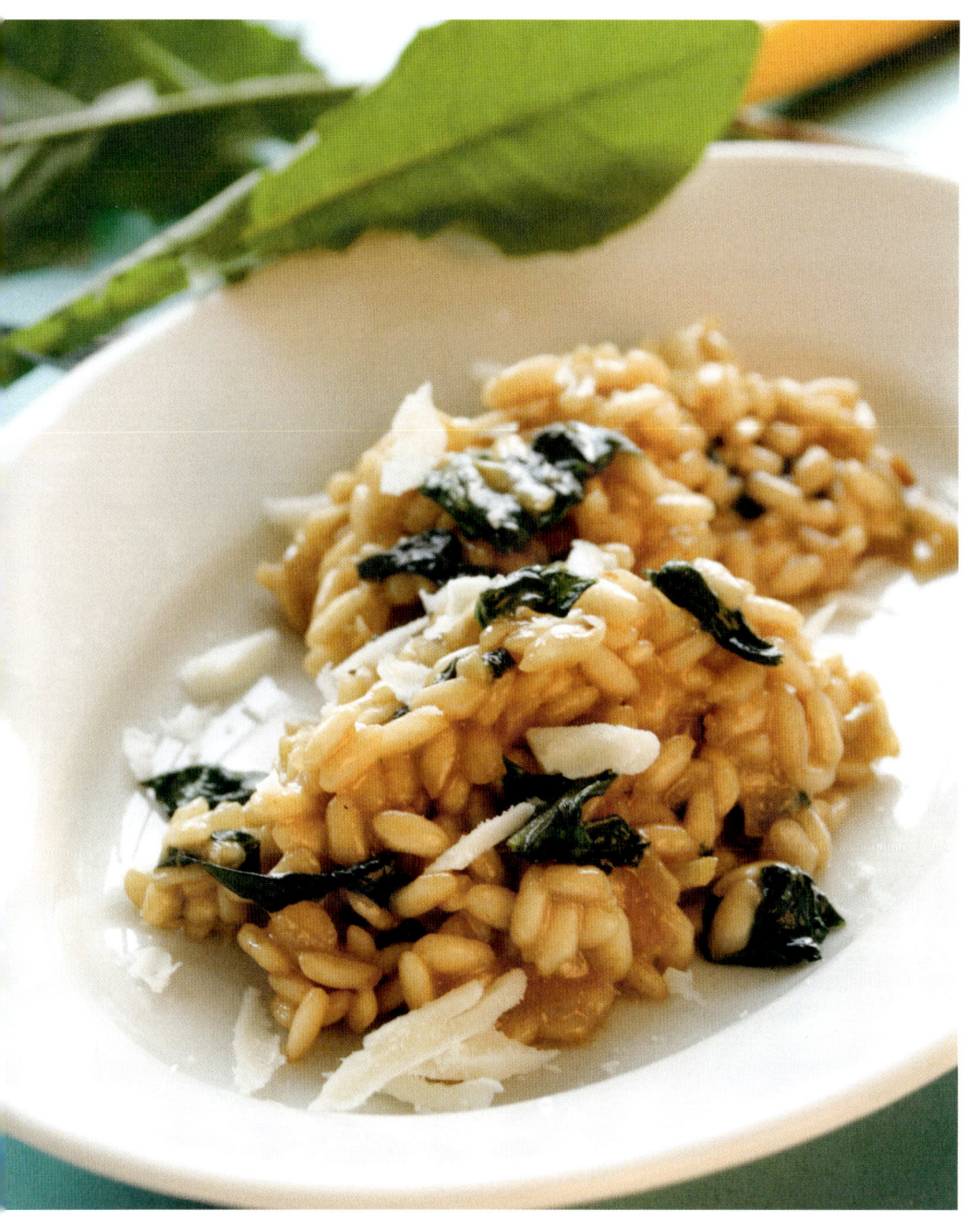

Nudelgerichte – Stufe II

GRUNDREZEPT

Dinkelnudeln

▶ **Für 4 Portionen**
300 g Dinkelmehl · 2 Eier · 60 ml
warmes Wasser · 1 EL Olivenöl ·
Salz

- Zu einem Teig kneten, rasten
  lassen, Nudeln formen (kleine
  Nudelmaschine) und kochen.
- Abseihen und variieren.

Sie können die Nudeln nach dem Grundrezept von Seite 109 selbst herstellen oder
gekaufte Nudeln verwenden. Neben den
folgenden Rezepten können Sie in der
MAD II zu den Nudeln diese Beilagen
wählen:

- Zucchini-Auberginen-Gemüse (Rezept
  Seite 142)
- Mangold oder Spinat mit Mandeln (Re-
  zept Seite 141)
- Gemüseratatouille mit Champignons
  (Rezept Seite 144)
- Tomaten mit Schafsmozzarella (Rezept
  Seite 144)

- Pro Portion 20 g geriebener Parmesan
  oder Schafs- bzw. Ziegenkäse

Nudeln mit Rucola und Radicchio

▶ **Für 2 Portionen**
150 g Spaghetti, andere Nudeln oder
selbst gemachte Dinkelnudeln (Rezept
nebenstehend) · 200 g Gemüseradicchio ·
1 TL (3 g) Olivenöl · 50 g frischer Rucola
oder Kresse · Meersalz · Galgant aus der
Mühle

- Die frisch gekochten und abgeseihten
  Nudeln (siehe Seite 109) noch heiß mit
  dem Gemüse belegen.
- Dazu den Radicchio klein zupfen und
  mit Olivenöl in einer großen beschichteten Pfanne ganz kurz anbraten.
- Mit frischem, grob geschnittenem Rucola mischen und kurz zusammenfallen lassen.
- Mit Salz und Galgant abschmecken und
  auf die Nudeln geben.

▶ **Nährwerte pro Portion:**
312 kcal   13 g E   5 g F   53 g KH   5 BE

Nudeln mit Schafskäse und Kirschtomaten

▶ Für 2 Portionen

150 g Spaghetti, andere Nudeln oder selbst gemachte Dinkelnudeln (siehe Seite 158) · 50 g grob geriebener Schafskäse oder Ziegenkäse · 150 g Kirschtomaten, enthäutet · 1 TL (3 g) Olivenöl · 1 TL Basilikumblätter, fein geschnitten · Meersalz

– Die frisch gekochten und abgeseihten Nudeln noch heiß mit Butterflocken oder 1 EL Olivenöl mischen und mit grob geriebenem Schafs- oder Ziegenkäse bestreuen.
– Halbierte oder geviertelte Kirschtomaten in einer kleinen beschichteten Pfanne mit Olivenöl und fein geschnittenen Basilikumblättern warm machen, salzen und auf die Nudeln geben.

▶ Nährwerte pro Portion:
365 kcal   17 g E   10 g F   53 g KH   5 BE

Nudeln mit Fischragout

▶ Für 2 Portionen

150 g Spaghetti, andere Nudeln oder selbst gemachte Dinkelnudeln (siehe Seite 158) · 150 g filetierter frischer Fisch · 1 TL (3 g) Olivenöl · Meersalz · Galgant · 60 ml Dill-Basensoße (Rezept Seite 84) · 1 TL frischer Dill, geschnitten

– Die frisch gekochten und abgeseihten Nudeln noch heiß mit dem Fischragout belegen, mit Dill garnieren.
– Dazu die Fischfilets in nicht zu kleine Stücke schneiden, mit Salz und Galgant würzen.
– In einer großen beschichteten Pfanne oder im Wok mit Olivenöl beidseitig anbraten und mit Dill-Basensoße mischen.

▶ Nährwerte pro Portion:
369 kcal   26 g E   5 g F   54 g KH   5 BE

Tipp

Nach der Kur können Sie dem Ragout zusätzlich ein paar Shrimps, Scampi, Calamari oder Krebse beifügen.

Hirsegerichte – Stufe II

Hirse nach dem Grundrezept von Seite 115 zubereiten. Neben den im Folgenden genannten Rezepten können Sie in der MAD II zu Hirse diese Gemüsebeilagen auswählen:

- Zucchini-Auberginen-Gemüse (Rezept Seite 142)
- Mangold oder Spinat mit Mandeln (Rezept Seite 141)
- Gemüseratatouille mit Champignons (Rezept Seite 144)
- Tomaten mit Schafsmozzarella (Rezept Seite 144)

Hirsefrikadellen

▶ Für 2 Portionen

120 g Goldkernhirse · 50 g Magerquark oder Hüttenkäse · 100 g Wurzelgemüse, fein gewürfelt und gedämpft · 1 TL frische Küchenkräuter · Meersalz · Galgant aus der Mühle · 1 TL Olivenöl

- Hirse nach dem Grundrezept von Seite 115 zubereiten und etwas abkühlen lassen.
- Magerquark oder Hüttenkäse und das Wurzelgemüse untermischen.

- Mit Meersalz, frisch geschnittenen Küchenkräutern und etwas Galgant aus der Mühle abschmecken.
- Aus dieser Masse kleine Frikadellen formen und nacheinander in einer großen beschichteten Pfanne – ausgepinselt mit 1 TL Olivenöl – beidseitig knusprig braten.
- Mit gedämpftem Gemüse (siehe oben) servieren.

▶ Nährwerte pro Portion:

250 kcal   9 g E   5 g F   42 g KH   4 BE

Tipp

Die Frikadellen können Sie auch mit je einer Scheibe angedünsteter Tomate und Schafs- oder Büffelmilch-Mozzarella (dazwischen ein Salbeiblatt) belegen und bei Oberhitze ca. 2 Minuten gratinieren. Die Frikadellen schmecken übrigens auch kalt sehr lecker!

Hirse-Käse-Krapfen

▶ **Für 2 Portionen**

120 g Goldkernhirse · 500 ml Gemüsebrühe zum Kochen oder 300 ml Gemüsebrühe zum Dünsten · 1 EL (30 g) Sauerrahm (10 % Fett) · 20 g Schafskäse ·
1 TL frische Oreganoblättchen oder
Pesto · Meersalz · Galgant aus der Mühle

- Hirse nach dem Grundrezept auf Seite
  115 kochen oder dünsten.
- In die noch heiße, aber trockene Hirse Sauerrahm und grob geriebenen
  Schafskäse mischen.
- Mit Oreganoblättchen, Meersalz und
  etwas Galgant aus der Mühle würzen.
- Nun mit einem in Wasser getauchten
  Eisportionierer kleine Krapfen anrichten und mit Gemüse (siehe Seite 160)
  servieren.

▶ **Nährwerte pro Portion:**

252 kcal   7 g E   8 g F   42 g KH   4 BE

Tipp

**Sie können für die Krapfen auch
vorgekochte Hirse nehmen, die über
Dampf wieder erwärmt wurde.**

Hirse mit Oliven

▶ **Für 2 Portionen**

120 g Goldkernhirse · 500 ml Gemüsebrühe zum Kochen oder 350 ml Gemüsebrühe zum Dünsten · 1 EL (30 g) Sauerrahm (10 % Fett) · 2 EL (20 g) Basensoße ·
50 g Olivenfleisch (grün und schwarz),
klein geschnitten · 1 TL Küchenkräuter,
frisch geschnitten, oder Pesto · Meersalz

- Hirse nach dem Grundrezept von Seite
  115 kochen oder dünsten.
- Mischen Sie in die noch heiße, aber
  trocken ausgedämpfte Hirse Sauerrahm, Basensoße und klein geschnittenes Olivenfleisch.
- Würzen Sie mit etwas Meersalz und
  Küchenkräutern bzw. mit dem Pesto.
- Dazu wählen Sie gedämpftes Gemüse,
  evtl. mit etwas Basensoße vermischt.

▶ **Nährwerte pro Portion:**

274 kcal   7 g E   8 g F   42 g KH   4 BE

Hirse mit Spargel

▶ **Für 2 Portionen**

120 g Goldkernhirse

ca.

400 ml Gemüsebrühe

150 g frischer Spargel, geschält

30 g Staudensellerie mit Grün

1 TL (3 g) Olivenöl

$^{1}/_{16}$ l Weißwein

60 ml Basensoße (siehe Rezept Seite 84)

1 TL gehackte Petersilie

Meersalz

Galgant aus der Mühle

- Spargel in Stücke schneiden und die Spitzen zur Seite legen. Sellerie fein schneiden.
- Sellerie in der Wokpfanne oder Kasserolle mit Olivenöl anschwitzen.
- Die Spargelstücke und die rohe Hirse dazugeben, mit Gemüsebrühe aufgießen und etwa 10 Minuten kochen lassen. Kochplatte ausschalten und auf der Platte zugedeckt etwa weitere 15 Minuten ausquellen lassen. Dabei nicht umrühren.
- Fünf Minuten vor dem Fertigwerden Spargelspitzen und Weißwein mit einer Gabel untermischen.
- Mit Meersalz und Galgant aus der Mühle würzen.
- Mit Basensoße und gehackter Petersilie (oder anderen Küchenkräutern) noch einmal gut abschmecken.

▶ **Nährwerte pro Portion:**

261 kcal   8 g E   4 g F   44 g KH   4 BE

Tipp

In der Spargelzeit – von März bis Juni – können Sie weißen und grünen Spargel mischen. Sie erhalten dadurch einen farblichen Effekt. Eventuell mit etwas Parmesan bestreut servieren.

Hirse mit Tomaten und Auberginen

▶ **Für 2 Portionen**

120 g Goldkernhirse · ca. 400 ml Gemüsebrühe · 200 g Auberginen · 1 TL (3 g) Olivenöl · 1 TL frische Oreganoblättchen · 100 g Tomatenwürfel, geschält und entkernt · 20 g Ziegenkäse, grob gerieben · 1 TL (10 g) Sauerrahm

- Die Hirse nach dem Grundrezept von Seite 114 kochen oder dünsten. Vorgekochte Hirse können Sie im Kocheinsatz über Dampf heiß machen.
- Die Auberginen in Würfel schneiden und in einer großen beschichteten Pfanne mit Olivenöl anbraten. Mit Meersalz und frischen Oreganoblättchen würzen und die Tomatenwürfel dazugeben.
- 2–3 Minuten einkochen lassen, nachwürzen und mit geriebenem Schafskäse mischen.
- Das Auberginenragout zur Hirse servieren und mit 1 TL Sauerrahm und etwas Oregano garnieren.

▶ **Nährwerte pro Portion:**

267 kcal   9 g E   6 g F   42 g KH   4 BE

Hirseauflauf überbacken

▶ **Für 2 Portionen**

120 g Goldkernhirse · ca. 400 ml Gemüsebrühe · 200 g gemischtes Wurzelgemüse · 40 g Sauerrahm (10 % Fett) · 30 g Mozzarella, Schafs- oder Ziegenkäse · 1 TL frische Küchenkräuter · Meersalz · Galgant aus der Mühle

- Sie können vorgekochte oder frisch gegarte, etwas abgekühlte Hirse für dieses Rezept verwenden. Mischen Sie unter die trockene Hirse das klein geschnittene und separat gedämpfte Wurzelgemüse mit so viel Sauerrahm (evtl. Quark), dass eine nicht zu feste, geschmeidige Masse entsteht. Die Hirse-Auflaufmasse darf keinesfalls zu dünn sein, denn das Gemüse gibt im Ofen noch etwas Wasser ab.
- Den grob geriebenen Käse und Küchenkräuter dazugeben und alles mit Meersalz und Galgant abschmecken.
- Die Masse in eine Form geben, mit Mozzarellawürfeln oder Schafskäse belegen und im vorgeheizten Ofen bei etwa 200 °C ungefähr 15 Minuten goldbraun überbacken.
- Anrichten, garnieren und evtl. mit etwas Basensoße servieren.

▶ **Nährwerte pro Portion:**

283 kcal   10 g E   7 g F   44 g KH   4 BE

163

Hirsotto mit Gemüseratatouille

▶ **Für 2 Portionen**

120 g Goldkernhirse

ca.

400 ml Gemüsebrühe

200 g Wurzelgemüse (Karotten, gelbe Rüben, Pastinaken)

30 g Staudensellerie mit Grün

1 TL (3 g) Olivenöl

50 g Tomatenwürfel, geschält und entkernt

20 g Parmesan oder Schafskäse

Meersalz

Muskatnuss, frisch gerieben

Galgant aus der Mühle

- Geputztes und blättrig geschnittenes Wurzelgemüse und Sellerie in einer Kasserolle oder beschichteten Wokpfanne mit Olivenöl 1–2 Minuten anschwitzen.
- Die rohe Hirse dazugeben und mit der Gemüsebrühe auffüllen. Circa 10 Minuten leise kochen lassen, Kochplatte ausschalten und auf der Platte zugedeckt etwa 15 Minuten nachquellen lassen. Dabei nicht umrühren.
- Die Tomatenwürfel und den geriebenen Käse am besten mit einer Fleischgabel untermischen.
- Mit Meersalz, Muskatnuss und etwas Galgant gut abschmecken.

▶ **Nährwerte pro Portion:**

289 kcal   9 g E   8 g F   45 g KH   4 BE

Tipp

Ein Hirsotto mit frisch zubereiteter Hirse wird genauso zubereitet wie ein Risotto – es dauert nur etwas länger. Bei Verwendung von vorgekochter Hirse wird das Gemüse separat gedünstet und dann mit der erwärmten Hirse gemischt.

Fisch- und Fleischgerichte – Stufe II

Natürlich können Sie die Rezepte aus der ersten Stufe der Ableitungsdiät bei der MAD II weiterhin verwenden. Zusätzlich erweitert sich nun die Auswahl der Gerichte. Auch hier können als Gemüsebeilage Mischungen aus verschiedenen Gemüsesorten serviert werden:

- Zucchini-Auberginen-Gemüse (Rezept Seite 142)
- Mangold oder Spinat mit Mandeln (Rezept Seite 141)
- Gemüseratatouille mit Champignons (Rezept Seite 144)
- Tomaten mit Schafsmozzarella (Rezept Seite 144)

Fleisch mit Mangold und Pilzen im Wok

▶ **Für 2 Portionen**

100 g zartes Kalbfleisch oder Hühnerfilet · 3 g Rapsöl oder anderes Pflanzenöl · 1 TL frischer Ingwer · 50 g frischer Mangold · 50 g Staudensellerie mit Grün · 50 g frische Steinpilze oder Champignons · 150 g frisches Wurzelgemüse · $\frac{1}{8}$ l Gemüsebrühe · evtl. $\frac{1}{8}$ l Basensoße · Meersalz · $\frac{1}{2}$ TL frische Thymianblätter

- Frischen Ingwer schälen und sehr fein schneiden.
- Mangold putzen und grob schneiden, Wurzelgemüse schälen und in feine Scheiben schneiden, Sellerie und Pilze klein schneiden.
- Das Fleisch in feine Scheiben schneiden.
- In einer Wokpfanne oder beschichteten Pfanne anbraten, herausnehmen und warm halten. Nun das Wurzelgemüse mit dem Ingwer anbraten und 3–4 Minuten mit etwas Gemüsebrühe dünsten.
- Staudensellerie, Mangold und Pilze zugeben, salzen und 3–5 Minuten knackig weich garen.
- Zuletzt das Fleisch, die dicke Basensoße und frische Thymianblättchen zugeben; mit Salz und Galgant abschmecken.

▶ **Nährwerte pro Portion:**
105 kcal   14 g E   2 g F   7 g KH   1 BE

Tipp

Beim Gemüse können Sie variieren und notfalls auch Tiefkühlgemüse verwenden.

Abendessen

Das Abendessen bleibt in der zweiten Stufe der Milden Ableitungsdiät ebenso bescheiden wie in der ersten Stufe. Am besten ist es, wenn Sie sich abends weiterhin auf den Verzehr von Kräutertee und einer Kursemmel beschränken. Alternativen – besonders, wenn Sie mittags keine Gelegenheit für eine Hauptmahlzeit hatten – sind zum Beispiel:

- Getreidebreie – Rezepte Seite 65 ff.
- Brotaufstriche – Rezepte Seite 69 ff.
- Pellkartoffeln mit Sauerrahmsoße (Rezept Seite 100) und/oder Gemüse (Rezepte Seite 89 ff.)
- Couscous, Reis, Nudeln oder Hirse mit Gemüse – Rezepte ab Seite 104
- Gemüsegerichte – Rezepte Seite 89 ff.
- Fischgerichte mit Gemüse – Rezepte Seite 122 ff.
- Fleischgerichte mit Gemüse – Rezepte Seite 131 ff.
- Brotfladen/Kursemmel – Rezepte Seite 62 f.

Auf Obst, Kompott und Salat sollten Sie am Abend nach wie vor verzichten. Diese Gerichte werden abends nur ungenügend verdaut und führen zu unerwünschten Gärungsprozessen. Das gilt übrigens auch für die Zeit nach der Kur.

Um Heißhunger zu vermeiden, sollten Sie zumindest eine Suppe mit etwas Semmel oder Fladen zu Mittag essen. Das Ziel sollte auch hier sein, möglichst bald umzustellen und das Abendessen tunlichst bescheiden zu halten.

Milde Ableitungsdiät – Stufe III

Die dritte Stufe der Milden Ableitungsdiät ist für den Dauererfolg der Kur von tragender Bedeutung. Sie stellt bereits den Übergang zur anschließenden Normalkost dar. Der Organismus wird langsam an eine normale Verdauungsleistung herangeführt.

Nachdem Sie die MAD II eine bis zwei Wochen durchgeführt und bereits beträchtliche Fortschritte gemacht haben, erfolgt der Übergang zur MAD III. Auch in der dritten Stufe wird die Ernährungszusammenstellung nach dem Säure-Basen-Prinzip beibehalten. Während der MAD III können Sie das Bittersalz Schritt für Schritt reduzieren.

Da die dritte Stufe bereits den behutsamen Übergang zu einer gesunden Dauerkost darstellt, geben wir Ihnen in vielen der nun folgenden Rezepte Tipps, welche zusätzlichen Zutaten Sie nach der MAD III für Ihre »gesunde Normalkost« verwenden können. Vertiefende Informationen zur Ernährung nach der Kur finden Sie in dem Buch *F. X. Mayr: Die gesunde Ernährung danach* (P. Mayr, Haug Verlag).

Das Frühstück der MAD III ist aufgebaut wie das der MAD II (siehe Seite 136). Wenn Sie morgens einen Getreidebrei bevorzugen, haben Sie in dieser Stufe noch einige Möglichkeiten mehr, ihn geschmacklich zu variieren.

Aufstriche – Stufe III

In der dritten Stufe können Sie im Sinne der Monotonie alle bisherigen Aufstriche der Stufen 1 und 2 verwenden. Beim Übergang zur Normalkost können Sie tagsüber – nicht am Abend – zusätzlich ca. 20–30 g klein gehackte Schalotten, fein geschnittene Jungzwiebeln, Schnittlauch oder Bärlauch untermischen.

167

Der Liptauer Quarkaufstrich (Seite 70) schmeckt besonders lecker mit zusätzlich je 30 g klein geschnittenen Schalotten und Gewürzgurken. Auch diese Variation ist jedoch nicht für das Abendessen zu empfehlen.

Getreidebreie – Stufe III

In der dritten Stufe der Milden Ableitungsdiät haben Sie noch mehr Möglichkeiten als bisher, die Getreidebreie zu variieren. Für den Verzehr am Morgen kann der Getreidebrei nun mit etwas Obst angereichert werden.

Maisbrei mit Birnendicksaft

▶ **Für 2 Portionen**

60 g Maisgrieß oder frisch geschrotetes Mais- oder Gofiomehl (siehe Rezept Seite 68) · ca. ½ l Flüssigkeit (halb Milch, halb Wasser oder Sahnemilch, siehe Seite 59) · Meersalz · 1 EL (20 g) Birnen- oder Apfeldicksaft · 30 g klein geschnittener Apfel

– Getreide mit Flüssigkeit unter Rühren etwa 3–5 Minuten kochen, dann zugedeckt ca. 2 Minuten ausquellen lassen.
– Mit Dicksaft und Apfel vermischen.

▶ **Nährwerte pro Portion:**
148 kcal   3 g E   1 g F   27 g KH   2 BE

Dinkelbrei mit Banane

▶ **Für 2 Portionen**

60 g Dinkelgrieß oder Dinkel-, Hafer-, Reis- oder Gofiomehl (= Maismehl – siehe Rezept Seite 68) · ca. ½ l Flüssigkeit (halb Milch, halb Wasser oder Sahnemilch, siehe Seite 59) · Meersalz · ca. ½ Banane

– Für das Mehl Getreide entweder kurz vor der Zubereitung in der Getreidemühle fein mahlen oder im Reformhaus kaufen.
– Mehl oder Grieß mit gewählter Flüssigkeit kalt anrühren und unter Rühren aufkochen und 5 Minuten köcheln lassen. Mit etwas Salz abschmecken.
– Die Banane klein schneiden und in den Brei einrühren.

▶ **Nährwerte pro Portion:**
140 kcal   4 g E   2 g F   26 g KH   2 BE

Suppen – Stufe III

Auch die Suppen können Sie in der MAD III weiter variieren. Bereiten Sie zum Beispiel eine Kartoffel-Basensuppe wie auf Seite 79 beschrieben zu. Zusätzlich können Sie nun in die fertige Suppe mischen:

- 2 EL Bärlauch, sehr fein geschnitten oder
- 250 g geviertelte Champignons, in 10 g Butter angeschwitzt, dazu 1 EL Küchenkräuter, frisch geschnitten

Auch für die Gemüse-Basensuppe gibt es zusätzliche Variationsmöglichkeiten. Bereiten Sie die Suppe wie auf Seite 80 beschrieben zu. Als Gemüseeinlage – im Kocheinsatz weich gedämpft – eignen sich pro Liter Gemüse-Basensuppe:

- 150 g Stangensellerie mit Grün und 100 g Kartoffeln, klein geschnitten
- 150 g Kartoffeln und 100 g Brokkoliröschen
- 150 g Kartoffeln und 100 g Blumenkohl püriert mit 1 EL frischen Majoranblättern

Tipp

Nach der MAD III können die zum Pürieren verwendeten Gemüse für die Basensuppen zur weiteren Geschmacksverfeinerung zusätzlich mit etwa 50 g klein geschnittenen Frühlingszwiebeln, Zwiebeln, Schalotten, Lauch oder etwas Knoblauch angeschwitzt werden.

Gemüsegerichte – Stufe III

Nun können Sie zu Kartoffelgerichten, Gnocchi, Polentagerichten, Reis/Risotto, Nudeln sowie zu Fisch und Fleischgerichten der MAD III Gemüsebeilagen servieren. Dabei das Gemüse in Salzwasser nicht zu weich kochen, mit gehackten Pinienkernen, der erwärmten Kräuter-Basensoße und 1 EL kaltgepressten Olivenöl mischen und gut abschmecken. Wählen Sie die Gemüse-Variante, die Sie am liebsten mögen und am besten vertragen.

Kartoffelgerichte – Stufe III

Die Sauerrahmsoßen zu den Kartoffelgerichten (siehe Seite 100) können Sie nun
zusätzlich anreichern. Mischen Sie 2 EL
Sauerrahm mit

- 1 EL Olivenfleisch, klein geschnitten
  oder
- 1 EL zerdrücktem Avocadomus.

Folien- oder Pellkartoffeln mit Hüttenkäse und Bärlauchstreifen

▶ Für 2 Portionen

4 mittelgroße mehlige Kartoffeln (400 g) ·
100 g Hüttenkäse · 1 EL frische Bärlauchstreifen, Basilikum oder Kresse ·
Meersalz · weißer Pfeffer aus der Mühle

- Zubereitung der Folien- oder Pellkartoffeln nach dem Rezept auf Seite 99.
- Den Hüttenkäse mit fein geschnittenen Bärlauchstreifen oder den anderen
  Kräutern mischen.
- Mit Meersalz und weißem Pfeffer aus
  der Mühle abschmecken und in die
  aufgebrochenen Folienkartoffeln oder
  zu den Pellkartoffeln geben.

▶ Nährwerte pro Portion:

182 kcal   11 g E   1 g F   31 g KH   3 BE

Folien- oder Pellkartoffeln mit Sauerrahm und Räucherlachs

▶ Für 2 Portionen

4 mittelgroße mehlige Kartoffeln (400 g) ·
1 EL (30 g) Sauerrahm · 30 g Räucher-
lachs oder -forelle, fein gewürfelt · Meersalz · weißer Pfeffer aus der Mühle

- Zubereitung der Folien- oder Pellkartoffeln nach dem Rezept auf Seite 99.
- Den Sauerrahm mit dem gewürfelten
  Fisch vermischen.
- Mit Meersalz und weißem Pfeffer aus
  der Mühle abschmecken und in die
  aufgebrochenen Folienkartoffeln oder
  zu den Pellkartoffeln geben.

▶ Nährwerte pro Portion:

177 kcal   8 g E   2 g F   30 g KH   3 BE

Pellkartoffeln mit Kaviar und Bachkresse

▶ **Für 2 Portionen:**

4 mittelgroße mittelfeste Kartoffeln (400 g) · 1 EL (30 g) Sauerrahm · 1 hart gekochtes Ei (50 g), klein gehackt · 1 EL Bach- oder Brunnenkresse, fein geschnitten, oder 1 TL Kräuterpesto · 2 TL (30 g) feiner Kaviar · Meersalz · weißer Pfeffer aus der Mühle

- Zubereitung der Pellkartoffeln nach dem Rezept auf Seite 99.
- Den Sauerrahm mit dem klein gehackten Ei und der Kresse mischen und mit Meersalz und Pfeffer aus der Mühle abschmecken.
- Den Sauerrahm zu den Pellkartoffeln servieren.
- Den Kaviar mit einem kleinen Löffel obenauf geben und mit etwas Bachkresse oder anderen Küchenkräutern garnieren.

▶ **Nährwerte pro Portion:**

237 kcal   12 g E   7 g F   31 g KH   3 BE

Kartoffelgnocchi mit Bärlauch und Radicchio

▶ **Für 2 Portionen**

2 Portionen Gnocchi (siehe Grundrezept Seite 101) · 10 g Butter · 1 TL Olivenöl · 20 g Bärlauch, fein geschnitten, oder 1 TL Kräuterpesto · 50 g Gemüseradicchio (nicht Radicchiosalat, denn dieser ist bitter) · Meersalz · weißer Pfeffer aus der Mühle · 30 g Parmesan, frisch gerieben

- Die nach dem Grundrezept zubereiteten Gnocchi in einer flachen beschichteten Pfanne oder in einer Wokpfanne mit Butter und Olivenöl langsam anbraten.
- Fein geschnittenen Bärlauch und Gemüseradicchio dazumischen und 2 Minuten mitbraten.
- Mit Meersalz und weißem Pfeffer aus der Mühle würzen.
- Auf vorgewärmten Tellern anrichten, mit frisch geriebenem Parmesan bestreuen und mit Bärlauchstreifen garnieren.

▶ **Nährwerte pro Portion:**

442 kcal   16 g E   13 g F   63 g KH   6 BE

Polentagerichte – Stufe III

Polentagerichte sind auch in der dritten Stufe der Milden Ableitungsdiät eine bekömmliche und wohlschmeckende Hauptmahlzeit. Bei der Zubereitung der Polenta haben Sie nun mehr Variationsmöglichkeiten. Eine raffinierte Abwechslung bieten zum Beispiel Avocado oder Oliven!

Polenta mit Mandelmus und Avocado

▶ **Für 2 Portionen**

1 Tasse Polenta · Meersalz · Muskatnuss, frisch gerieben · etwas Zitronensaft · 100 g = ½ gut reife Avocado, gewürfelt · 20 g Mandelmus (Reformhaus)

- Zuerst die Polenta nach dem Grundrezept auf Seite 102 mit Milch zubereiten und ausquellen lassen.
- Mit dickem Mandelmus mischen und mit Meersalz sowie wenig Muskatnuss abschmecken.
- Die Avocadowürfel mit etwas Zitronensaft marinieren, leicht salzen und zur Polenta anrichten.

▶ **Nährwerte pro Portion:**
372 kcal   8 g E   18 g F   45 g KH   4 BE

Tipp

So können Sie Mandelmus auch selbst machen: gestiftete Mandeln in einem Cutter mit 2 EL kalt gepresstem Mandelöl mixen und leicht salzen!

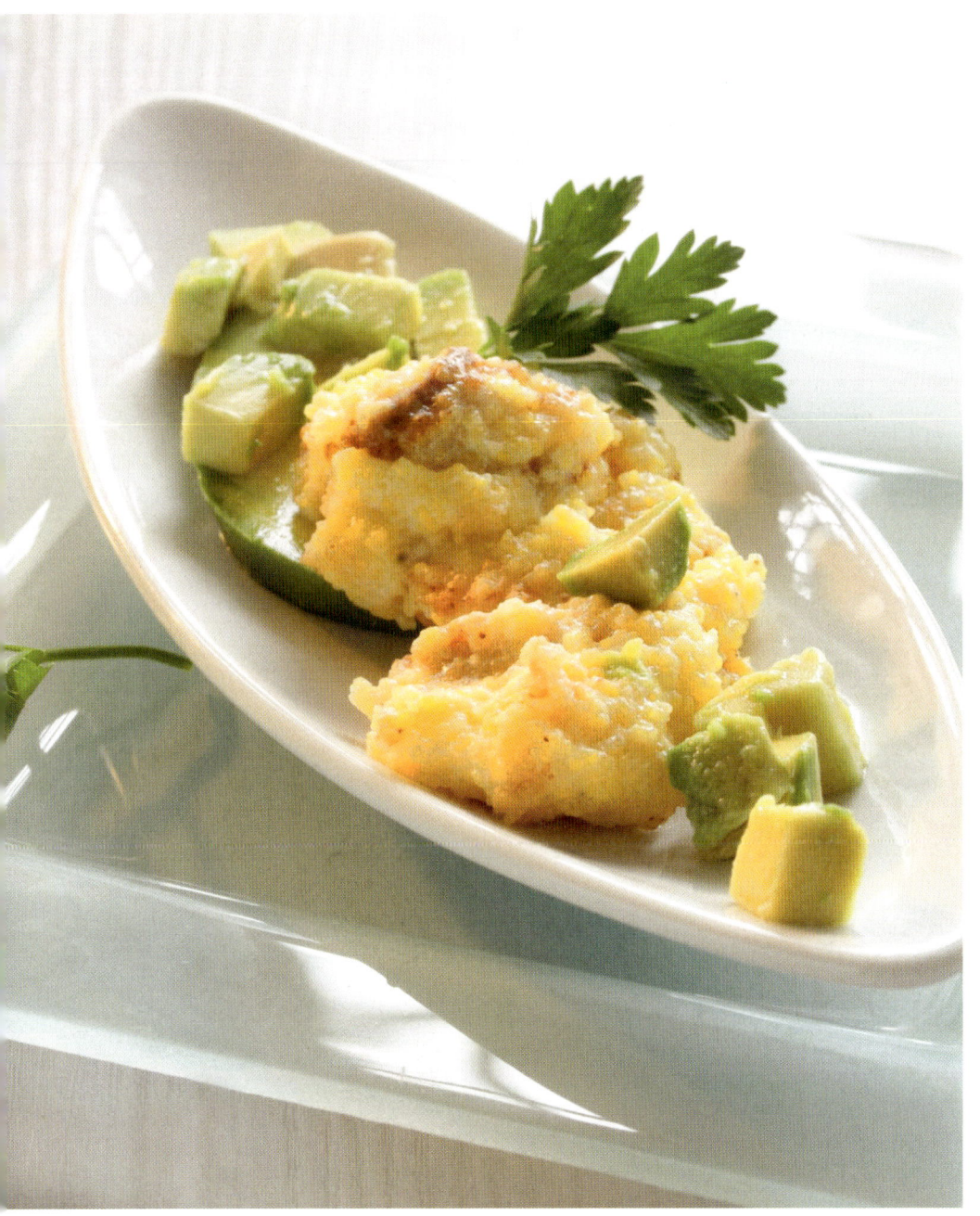

Nudelgerichte – Stufe III

Bei den selbst gemachten Dinkelnudeln (siehe Seite 158) müssen Sie das frisch gemahlene Vollwertmehl nicht mehr aussieben. Sie können es ab jetzt fein gemahlen und ungesiebt verwenden.

Die Auswahl an Gemüsegerichten zu den Nudeln wird zusätzlich erweitert. So können Sie neben den bereits bekannten Gemüsebeilagen der MAD I und II auch Ihre Lieblingsgemüse-Variante servieren (Seite 169).

Fleischgerichte – Stufe III

Neben den Fleischsorten der MAD I und II können Sie in dieser Stufe nun auch rotes Fleisch wie Rind- oder Lammfleisch zu sich nehmen.

Außerdem können Sie alle Fleisch- und Fischgerichte nun mit etwas Jungzwiebel oder Lauch verfeinern oder – zusätzlich zu den bisher verwendeten Gemüsesorten – Blumenkohl und Brokkoli dazu servieren.

▼ In der dritten Stufe der Milden Ableitungsdiät können die Gerichte mit Lauchzwiebeln oder Oliven verfeinert werden.

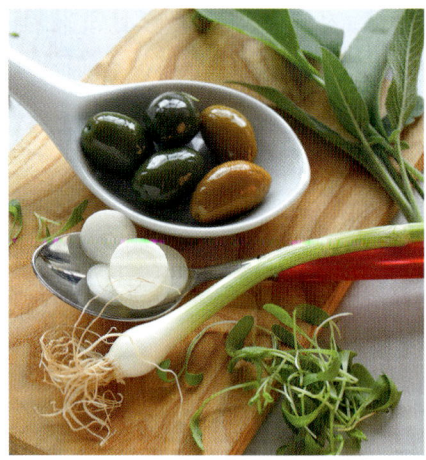

Abendessen – Stufe III

Auch wenn in der MAD III bereits ein sanfter Übergang zur späteren Normalkost stattfindet – das Abendessen sollte weiterhin ein bescheidener Imbiss bleiben. Zur Entlastung wird, wie schon bei MAD I und MAD II, nur eine Basensuppe oder Kursemmel bzw. ein Dinkelfladen mit etwas Quarkaufstrich mit Rahm, Frischkräutern und kalt gepresstem Pflanzenöl empfohlen. Statt Brot können Sie auch Pellkartoffeln mit den bereits erwähnten Aufstrichen wählen. Dazu reichen Sie eine Kanne besten Kräutertees.

Wie schon in der ersten und zweiten Stufe der Milden Ableitungsdiät können Sie in Ausnahmefällen auch auf andere leichte Gerichte für den Abend zurückgreifen. Dies sollte jedoch weiterhin nur

der Fall sein, wenn es sich aus beruflichen Gründen nicht anders einrichten lässt. Salate, Kompotte, Fruchtsäfte und Rohkost sollten Sie abends weiterhin auf jeden Fall meiden. Unter folgenden Gerichten können Sie wählen:

- Getreidebreie – Rezepte Seite 65 ff.
- Brotaufstriche – Rezepte Seite 69 ff.
- Pellkartoffeln mit Sauerrahmsoße (Rezept Seite 100) und/oder Gemüse (Rezepte Seite 89 ff.)
- Couscous, Reis, Nudeln oder Hirse mit Gemüse – Rezepte ab Seite 104
- Gemüsegerichte – Rezepte Seite 89 ff.
- Fischgerichte mit Gemüse – Rezepte Seite 122 ff.
- Fleischgerichte mit Gemüse – Rezepte Seite 131 ff.
- Brotfladen/Kursemmel – Rezepte Seite 62 f.

Noch einige Hinweise

Als weiterführende Literatur und als logische Fortsetzung des Einstiegs in die Milde Ableitungsdiät, den wir Ihnen in diesem Buch vorgestellt haben, dient das Grundlagenbuch *Milde Ableitungsdiät nach F. X. Mayr* (E. Rauch und P. Mayr, Haug Verlag).

Um danach den Jo-Jo-Effekt zu vermeiden, das Gewicht zu halten und sich wohler und gesünder zu fühlen, gibt es für die Ernährungsumstellung das neue Buch *F. X. Mayr: Die gesunde Ernährung danach* (P. Mayr, Haug Verlag).

Das Ziel der gesamten Ableitung besteht neben einer Verbesserung der Gesundheit vor allem in einer Neuorientierung der künftigen Ernährungsweise. So finden Sie sowohl im Grundlagenbuch als auch in dem Buch *F. X. Mayr: Die gesunde Ernährung danach* Antworten auf viele zusätzliche Fragen und Themen:

- generelle Richtlinien für eine gesündere Ernährung
- biologische Wertigkeit der Lebens- und Nahrungsmittel
- Säure-Basen-Tabelle
- Säure-Basen-Haushalt im Körper
- günstiges Säuren-Basen-Verhältnis
- Was ist falsch, was ist richtig?
- das Wichtigste über Fette und Öle
- die Bedeutung der Omega-3-Fettsäuren
- Verwendung und Wirkung verschiedener Gewürze und Kräuter
- Qualitätsmerkmale von Kalb- und Rindfleisch, Geflügel und Fisch
- ausgeglichene Menüzusammenstellung
- das Wichtigste beim Abendessen
- Nachtische – Desserts – Cremes

Die überzeugendste Hilfe bietet die richtig durchgeführte Milde Ableitungskur. Je mehr Information, desto besser die Motivation und der dauerhafte Erfolg.

Anschriften von ausgebildeten Mayr-Ärzten im In- und Ausland erhalten Sie über die Internationale Gesellschaft der Mayr-Ärzte: www.fxmayr.com.

Ausbildungskurse in Diagnostik und Therapie nach F. X. Mayr finden für Ärzte mehrmals jährlich statt. Dabei führen die Teilnehmer eine Mayr-Kur durch. Auskünfte erhalten Sie unter www.fxmayr.com.

Adressen

**Internationale Gesellschaft
der Mayr-Ärzte**
Kochholzwerg 153
A-6072 Lans
www.fxmayr.com
Telefon: 0043/664/9 22 82 94,
Fax: 0043/5 12 39 71 25
E-Mail: office@fxmayr.com

Dr. med. Florian Rauch
Gatterburggasse 23
A-1190 Wien
Telefon: 0043/1/367 62 82

**Peter Mayr Kochschule
Gustogenese**
Eiersdorf 24
9130 Poggersdorf
www.gustogenese.at und
www.petermayr.at
Telefon und Fax: 0043/42 24/
8 21 46 oder 0664/2 33 93 44
E-Mail: office@petermayr.at,

**Peter Mayr
Ernährungsberatung**
Kardinalplatz 7
9020 Klagenfurt
www.petermayr.at
Telefon und Fax:
0043/463/51 69 26 oder
0664/2 33 93 44
E-Mail: office@petermayr.at

Integra-Med Zentrum
Kardinalplatz 7
9020 Klagenfurt
www.integramed.at
Telefon: 0043/463-51 69 26
Fax: 0043/463/51 69 15

Literatur

Biedenkopf, I., Mayr, P.: Genießen wie früher, kochen wie heute, Mosaik, München 2000

Eichhorn, J., Mayr, P.: Gesunde Ernährung bei Rheuma, TRIAS, Stuttgart 2011

Mayr, P., Stossier, H.: Die Candida-Diät, Haug, Stuttgart 2009

[1]Mayr, P., Stossier, H.: Gesund leben durch die Eiweiß-Abbau-Diät, Haug, Stuttgart 2000

Mayr, P., Wieser, A.: Energy-Cuisine – Baut Stress ab und produziert Glückshormone, Haug, Stuttgart 2005

Mayr, P: F. X. Mayr: die gesunde Ernährung danach, Haug, Stuttgart 2009

Rauch, E., Mayr, P.: Die Kohlenhydrat-Lüge, TRIAS, Stuttgart 2011

Rauch, E., Mayr, P.: Die Milde Ableitungsdiät, TRIAS, Stuttgart 2011

Rauch, E.: Die Darmreinigung nach Dr. med. F. X. Mayr, TRIAS, Stuttgart 2011

Rauch, E.: Die F. X. Mayr-Kur und danach gesünder leben, Haug, Stuttgart 2001

Rauch, E.: F. X. Mayr: Blut- und Säftereinigung. Milde Ableitungskur, Haug, Stuttgart 2005

Worlitschek, M., Mayr, P.: Der Säure-Basen-Einkaufsführer, Haug, Stuttgart 2001 (auch in Russisch)

Zierden, I., Mayr, P.: F. X. Mayr – Das Basisbuch, Haug, Stuttgart 2005

---

[1] Weitere Bücher von Peter Mayr siehe auch unter www.fxmayr.com unter Rubrik Küche und medizinische Fachbücher

Rezept-
verzeichnis

Register

**Bibliografische Information
der Deutschen Nationalbibliothek**
Die Deutsche Nationalbibliothek verzeichnet diese Publikation
in der Deutschen Nationalbibliografie; detaillierte bibliografische Daten sind im Internet über http://dnb.d-nb.de abrufbar.

Programmplanung: Uta Spieldiener

Redaktion: Dr. Thamar Triebel
Bildredaktion: Christoph Frick

Umschlaggestaltung und Layout:
CYCLUS · Visuelle Kommunikation, Stuttgart

Bildnachweis:
Umschlagfoto: Dominique Loenicker, Stuttgart
Fotos im Innenteil: Fotolia: S. 25, 37; Dominique Loenicker,
Stuttgart: S. 3; Chris Meier, Stuttgart: S. 39, 50, 60, 63, 67, 81,
85, 93, 95, 97, 107, 111, 119, 123, 127, 133, 143, 147, 151,
157, 173, 174; Onoky: S. 4, 8, 12, 17, 48

Zeichnungen: Christine Lackner, Ittlingen: S. 33; Otto Stefferl,
Wien: S. 34

1.–2. Aufl. Haug Verlag, Stuttgart

3., vollständig überarbeitete Auflage

© 2001, 2011 TRIAS Verlag in MVS
Medizinverlage Stuttgart GmbH & Co. KG
Oswald-Hesse-Straße 50, 70469 Stuttgart

Printed in Germany

Satz: Fotosatz H. Buck, Kumhausen
gesetzt in: InDesign CS4
Druck: AZ Druck und Datentechnik GmbH, Kempten

Gedruckt auf chlorfrei gebleichtem Papier

ISBN 978-3-8304-3896-0   1 2 3 4 5 6

Wichtiger Hinweis: Wie jede Wissenschaft ist die Medizin
ständigen Entwicklungen unterworfen. Forschung und klinische
Erfahrung erweitern unsere Erkenntnisse, insbesondere was
Behandlung und medikamentöse Therapie anbelangt. Soweit
in diesem Werk eine Dosierung oder eine Applikation erwähnt
wird, darf der Leser zwar darauf vertrauen, dass Autoren,
Herausgeber und Verlag große Sorgfalt darauf verwandt haben,
dass diese Angabe dem **Wissensstand bei Fertigstellung des
Werkes** entspricht.

Die Ratschläge und Empfehlungen dieses Buches wurden
von Autor und Verlag nach bestem Wissen und Gewissen erar-
beitet und sorgfältig geprüft. Dennoch kann eine Garantie nicht
übernommen werden. Eine Haftung des Autors, des Verlags
oder seiner Beauftragten für Personen-, Sach- oder Vermögens-
schäden ist ausgeschlossen.

SERVICE

Liebe Leserin, lieber Leser,

hat Ihnen dieses Buch weitergeholfen? Für Anregungen, Kritik, aber auch für Lob
sind wir offen. So können wir in Zukunft noch besser auf Ihre Wünsche eingehen.
Schreiben Sie uns, denn Ihre Meinung zählt!

Ihr TRIAS Verlag
E-Mail Leserservice: heike.schmid@medizinverlage.de
Lektorat TRIAS Verlag, Postfach 30 05 04, 70445 Stuttgart, Fax: 0711 89 31-748